2021年

国家医疗服务与质量安全报告

呼吸专业分册

国家呼吸医疗质量控制中心　编

科学技术文献出版社
SCIENTIFIC AND TECHNICAL DOCUMENTATION PRESS
·北京·

图书在版编目（CIP）数据

2021年国家医疗服务与质量安全报告. 呼吸专业分册 / 国家呼吸医疗质量控制中心编. —北京：科学技术文献出版社，2022.11

ISBN 978-7-5189-9679-7

Ⅰ.①2… Ⅱ.①国… Ⅲ.①医疗卫生服务—质量管理—安全管理—研究报告—中国—2021 ②呼吸系统疾病—诊疗—研究报告—中国—2021 Ⅳ.①R197.1

中国版本图书馆CIP数据核字（2022）第188578号

2021年国家医疗服务与质量安全报告——呼吸专业分册

策划编辑：胡　丹　　　责任编辑：胡　丹　　　责任校对：张永霞　　　责任出版：张志平

出　版　者	科学技术文献出版社
地　　　址	北京市复兴路15号　邮编100038
编　务　部	（010）58882938，58882087（传真）
发　行　部	（010）58882868，58882870（传真）
邮　购　部	（010）58882873
官　方　网址	www.stdp.com.cn
发　行　者	科学技术文献出版社发行　全国各地新华书店经销
印　刷　者	北京地大彩印有限公司
版　　　次	2022年11月第1版　2022年11月第1次印刷
开　　　本	889×1194　1/16
字　　　数	146千
印　　　张	6.25
书　　　号	ISBN 978-7-5189-9679-7
审　图　号	GS京（2022）1183号
定　　　价	78.00元

编写工作组

顾　　问　郭燕红　马旭东

主　　编　王　辰　李燕明

编　　委（按姓氏笔画排序）

姓名	单位	姓名	单位
王　玮	中国医科大学附属第一医院	陈　静	北京医院
王　和	北京医院	陈永倖	海南省人民医院
方保民	北京医院	陈余清	蚌埠医学院第一附属医院
尹　畅	国家卫生健康委医院管理研究所	陈宝元	天津医科大学总医院
石志红	西安交通大学第一附属医院	陈荣昌	广州呼吸健康研究所
代华平	中日友好医院	陈恩国	浙江大学医学院附属邵逸夫医院
白春学	复旦大学附属中山医院	周　玮	宁夏医科大学总医院
刘晓菊	兰州大学第一医院	居　阳	北京医院
刘辉国	华中科技大学同济医学院附属同济医院	赵建平	华中科技大学同济医学院附属同济医院
孙佳璐	国家卫生健康委医院管理研究所	胡成平	中南大学湘雅医院
孙铁英	北京医院	姚婉贞	北京大学第三医院
孙德俊	内蒙古自治区人民医院	顾玉海	青海省人民医院
杜小曼	北京医院	高嗣法	国家卫生健康委医政司
李　强	上海同济大学附属东方医院	郭述良	重庆医科大学附属第一医院
杨晓红	新疆维吾尔自治区人民医院	黄建安	苏州大学附属第一医院
吴　琦	天津市海河医院	曹　洁	天津医科大学总医院
沈华浩	浙江大学医学院附属第二医院	曹　彬	中日友好医院
宋元林	复旦大学附属中山医院	阎锡新	河北医科大学第二医院
张　伟	南昌大学第一附属医院	梁宗安	四川大学华西医院
张　璠	北京医院	董　亮	山东第一医科大学第一附属医院
张云辉	云南省第一人民医院	谢宝松	福建省立医院
张晓菊	河南省人民医院	詹庆元	中日友好医院
张湘燕	贵州省人民医院	廖艺璇	北京医院
张新日	山西医科大学第一医院	潘频华	中南大学湘雅医院
陈　宏	哈尔滨医科大学附属第二医院		

序

健康是促进人类全面发展的必然要求，是经济社会发展的基础条件。实现国民健康长寿是国家富强、民族振兴的重要标志，也是全国各族人民的共同愿望。推进健康中国建设是全面建成小康社会、基本实现社会主义现代化的重要基础，是全面提升中华民族健康素质、实现人民健康与经济社会协调发展的国家战略，是积极参与全球健康治理、履行 2030 年可持续发展议程国际承诺的重大举措。国家卫生健康委按照党中央、国务院的战略部署，坚持以人民健康为中心，深入推进健康中国建设，制定并发布了一系列政策措施，促进医疗质量安全与管理水平科学化、规范化、精细化程度不断提高。其中，我司组织编撰的年度《国家医疗服务与质量安全报告》从不同层面反映我国医疗质量控制安全的基本情况，为各级卫生健康行政部门和各级各类医疗机构持续改进医疗质量提供了循证依据。

呼吸疾病对我国人民健康造成重大危害，根据近 20 年的国家卫生统计数据，呼吸疾病所致死亡高居城乡人口死亡率的第 1~4 位。呼吸专业在保障人民健康和提高医疗救助、在危重症救治和呼吸道传染性疾病防治等方面发挥着不可替代的作用。为促进呼吸专业的发展，适应实施健康中国战略的新任务、世界医学发展的新要求，国家卫生健康委委托国家健康委医院管理研究所组织成立了国家呼吸医疗质量控制中心，制定呼吸专业医疗质控指标，开展呼吸专业安全监测，在科学化、信息化的基础上，以客观数据为依托，精准指导医疗机构不断提高呼吸疾病诊疗质量和医疗技术水平。

作为《国家医疗服务与质量安全报告》的重要组成部分，本书对行业内具有高度共识的呼吸专业医疗质控指标进行了分析，全面展示我国二级及以上综合医院的呼吸专业医疗技术和专业诊疗能力的现状，通过横向和纵向对比展示了近几年的发展变化，为我国呼吸专业医疗质量的持续改进提供了循证依据，发挥了重要作用。

未来，希望国家呼吸医疗质量控制中心再接再厉，不断完善组织体系和指标体系，加强本专业医疗质量安全数据收集与分析，不断完善充实报告内容，提高报告的科学性，为促进呼吸领域医疗质量的提高及医疗卫生事业的发展做出更多贡献。

国家卫生健康委医政司

2022 年 11 月

社会发展到今天，人们对健康和生命越来越重视，而健康和生命需要靠医疗来维护。医疗的一个显著特点是"不容错"，别的事情可以错，医疗一旦出错会直接威胁到人们的健康和生命。因此，医疗质量控制（简称"质控"）的严格性是医疗实施工作中一个极为突出的特点。当今医学的发展代表着生命科学的前沿。一方面，科技的发展需要前沿的突破和进展；另一方面，我们需要保证前沿的科学技术在实施过程中的规范性，进而实现其有效性并避免风险。医疗质控就是为了保证医疗技术安全、有效实施的一种手段。

现代医学都是一个模板复制出来的，具有高度的一致性。我国医疗的一个现实问题是普遍存在的"不同质"。不同地区、不同医院、不同专业、不同医生都存在这个问题。要解决这个问题，一个很重要的切入点就是实行医疗质控。我们国家以前由于医疗质控做得不够，出现了很多问题，新的技术方法的应用缺乏规范性，没有严格实施的意识、也缺乏衡量的标准，以至于难以把现代医学的成就规范地应用到患者身上去。医疗质控问题已经成为我们国家医疗事业发展中越来越突出的问题。从现在开始，无论哪个行业、哪个专业、哪个专科想发展，都必须将质控问题提上日程，而医疗的质控问题尤显突出、尤显重要、尤其生死攸关。

因此，推进医疗质控已经成为摆在我们面前的一个非常现实、非常急迫的问题。只有率先在医疗质控上取得好的成果，一个学科才具备了先进性、安全性和防治疾病的有效性。呼吸与危重症医学（Pulmonary and Critical Care Medicine，PCCM）科是一个大的学科，我们特别希望其在医疗质控中发挥出先进性，能够把现代医学先进、有效的防治手段规范而有效地应用起来。

呼吸专业是 2012 年第一批建立国家质控中心的专业之一，国家呼吸医疗质量控制中心的建立就是为了在呼吸学界，甚至整个医学界建立一个优秀的质控体系。从 2012 年起，各省（自治区、直辖市）逐渐建立了省级呼吸质控中心，甚至建立了县（区）级呼吸质控中心，从而形成一个质控网络，推行我们的质控工作。同时我们的人才队伍也逐渐发展壮大，走向成熟。质控要有基本的理论、基本的方法、基本的技术框架和实施路径，而且最终要产生切实的成效。如何推进呼吸质控工作，是亟待思考的问题。

2021 年中国医师协会呼吸医师分会（CACP）的主题为医疗质控，是因为呼吸学界已经意识到这个问题的必要性、紧迫性和严峻性。我们必须马上起步，必须卓有成效地推动医疗质控工作。为此，我们要做到：一是树立起医疗质控的概念，只有形成了清晰的概念，才能推行后续的质控工作；二是具有医疗质控的意识，在有充分的意识基础上，我们才能将理论化为现实的行动，而且有章法可循；三是付诸行动，国家—省（自治区、直辖市）—县（区）三级质控中心网络必须有所作为，按照国家的统一意志，一以贯之地推进质控工作。从一些文件的规范制定，到行动步骤的近期计划、远期规划的确立，都是摆在我们面前的重要任务；四是产生成效，医疗质控的成效是我国呼吸病学的诊疗技术，在"促、防、控、诊、治、康"这6个方面都能有一套质控体系、质控指标和质控方法，最后能够实现在现有医学成果的基础之上呼吸疾病"促、防、控、诊、治、康"的效益最大化、风险最小化。这就是我们实施医疗质控非常关键的问题。2021年CACP将医疗质控作为主题，是我们的一个宣誓，也将是我们未来工作的里程碑。

在质控基础体系的建设上，我们在各个国家质控中心中率先明确提出了三大类质控指标。第一类为疾病质控，如慢性阻塞性肺疾病、社区获得性肺炎、急性肺血栓栓塞症等；第二类为技术质控，如机械通气、呼吸内镜等，技术质控的目的是让我们能够安全、有效地运用这些技术；第三类为管理质控，包括最简单的平均住院日到病例组合指数（case mix index，CMI）一系列的指标。我们每位医生、每位护士、每位技术人员要有这一系列的意识，这个意识应当是指导我们行动的一个重要的规范，使我们能够有"法"可依地实施呼吸疾病的"促、防、控、诊、治、康"工作。

我们要清晰地意识到推行医疗质控工作已经到了必须开始的时候了，哪个区域落后，哪个单位落后，哪个专业人员落后，都会造成患者的损失，都会影响国家呼吸疾病防治事业的发展。我们当共同为此做出不懈的、脚踏实地的、卓有成效的努力，共同勉励为之。我们应当对已经有的医学基本原理、已经成熟的技术手段和新发现的医学进展规范地应用，能够让医学的价值得以真正地体现。我们的医院、我们的科室、我们的医生、护士及所有的技术人员能够理解并遵循真正的医学本意，体现技术手段的真正价值。这是实现医疗"不容错"的重要的现实方法。

近几年，我们已经在全国范围内有效地推动了呼吸与危重症医学科的规范化科室建设。规范化科室建设中一个很重要的问题就是医疗质控问题，这个问题我们前期已经开始谋划，现在需要进一步强调。我们要把科室规范化建设和医疗质控有机地结合起来，使医疗质控成为科室规范化建设中的一个不可分割的组成部分，这样才能够实质性地推动医疗质控，并以此促进科室的规范化建设。

2022 年 6 月

（根据王辰院士讲话录音整理）

健康是促进人类全面发展的必然要求，是经济社会发展的基础条件，是民族昌盛和国家富强的重要目标，也是广大人民群众的共同追求。党的二十大会议精神仍坚持"以人民健康为中心"思想，以习近平同志为核心的党中央将健康中国列为国家战略，把人民健康放在优先发展的战略地位，中国卫生健康事业进入新时代。没有全民健康，就没有全面小康；没有健康人民，就没有健康中国。坚持以人民为中心，保障人民健康，不断提高人民健康水平，是我国卫生健康事业发展的根本目标。医疗质量和医疗安全直接关系到人民群众健康。党和政府历来高度重视我国医疗质量和医疗安全管理工作，在政府主导、行业推动和医务人员共同努力下，我国医疗技术能力和医疗质量水平显著提升。

呼吸系统疾病具有高发病率、高患病率、高死亡率、高经济负担的特点。世界卫生组织（WHO）《2019年全球卫生估计报告》显示全球最主要的死亡原因（按死亡总人数排列）与3个大的主题有关：心血管疾病（缺血性心脏病及中风）、呼吸系统疾病〔慢性阻塞性肺疾病（简称"慢阻肺病"）及下呼吸道感染〕和新生儿疾病（包括出生窒息和出生创伤、新生儿败血症和感染，以及早产并发症）。2019年全球死因顺位前6位疾病包括3种呼吸系统疾病，分别为慢阻肺病（第3位）、下呼吸道感染（第4位）和肺癌（第6位），慢阻肺病死亡人数占总死亡人数的6%，下呼吸道感染死亡人数为260万人。

医疗服务体系发展和优质服务资源配置在中国城乡、地区和区域之间差异大，不均衡的情况突出。因此既要在宏观上提升医疗质量整体水平，提升医疗服务整体水平，提升医疗服务体系同质化程度；也要在微观上促进地区间、医疗机构间、机构内人员间的医疗服务同质化水平。2016年出台的《医疗质量管理办法》从国家层面上为建立和加强医疗质量管理提供了制度保障。

国家呼吸医疗质量控制中心（简称"中心"）于2012年1月12日获批建立，由北京医院承担中心的相关工作。在中心建设之初，王辰院士就确立了从"病种质控、技术质控、管理质控"3个层面开展国家呼吸学科质控的工作思路，同时完善和加强中心的基础建设工作。2019年中心协助国家卫生健康委医政司发布了《国家呼吸专业医疗质量控制指标（2019年版）》。中心连续6年（2015—2020年）完成了《国家医疗服务与质量安全报告》的呼吸专业部分，着重分析了我国呼吸学科医疗资源配置及社区获得性肺炎、慢阻肺病、支气管哮喘、急性肺血栓栓塞症及2020年新增加的肺结核这5种疾病的诊疗规范性，以及可弯曲支气管镜检查关键环节的质控情况，并提出了呼吸疾病及技术质控目前存在的问题及建议。中心积极与各省级呼吸质控中心进行交流，促进国家呼吸医疗质控中心与省级质控中心的建设，积极发挥各省级质控中心的支撑作用，并推动哨点医院建设，有针对性地发现并研究解决质控管理薄弱环节。

2022年在国家卫生健康委医政司领导的关心和指导下，在全国呼吸医疗质控专家组的协助下，在各省级呼吸质控中心成员单位的支持下，中心完成了《2021年国家医疗服务与质量安全报告——呼吸专业分册》（简称《报告》）的撰写。《报告》汇集了全国呼吸与危重症医学（Pulmonary and Critical Care Medicine，PCCM）科常见疾病和技术医疗服务质量现况的翔实数据，希望能为国家和地方医疗质量监测与改进工作的开展，以及相关卫生政策的制定提供有价值的参考。本书的完成要衷心感谢国家卫生健康委医政司的领导对国家政策进行解读和指引，并对数据的上报和收集提供指导和帮助。感谢国家呼吸医疗中心专家委员对质量控制指标的制定和修改提供的建议和指导，感谢各省级质控中心在报告撰写过程中给予的帮助。由于时间紧张，水平有限，《报告》中所反映的结果亦受抽样医院上报数据质量的影响，难免存在缺点和偏差，不足和错误之处请批评指正。

国家呼吸医疗质量控制中心

2022 年 11 月

编者说明

《国家医疗服务与质量安全报告—呼吸专业分册》（以下简称《报告》）是由国家卫生健康委医政司组织，国家呼吸医疗质量控制中心（以下简称"中心"）编写的年度报告，迄今，已连续完成6年（2015—2020年），是我国呼吸专业医疗服务和质量安全最权威的文件。《报告》主要分析了由中心制定的呼吸专业管理指标，涉及社区获得性肺炎（community acquired pneumonia，CAP）、慢性阻塞性肺疾病（简称"慢阻肺病"）、支气管哮喘、急性肺血栓栓塞症（pulmonary thromboembolism，PTE）等疾病，以及可弯曲支气管镜技术等65个医疗质量控制指标。其中部分指标已纳入《2021年国家医疗服务与质量安全报告》的呼吸专业部分。为了让全国的呼吸同道更全面地了解全国及各地区的呼吸专业医疗服务与质量安全情况，能够有的放矢地持续改进，国家卫生健康委员会建议制定此单行本。

一、报告数据范围和来源

《报告》重点围绕我国内地二级以上医院PCCM科医疗服务与医疗质量安全情况进行分析，主要截取2020年1月1日—12月31日的相关数据。

《报告》以呼吸专业质控指标为基础，在我国医疗质量管理与控制信息网（www.ncis.cn），采用网络年度抽样调查的形式进行数据收集。共收集9268家医院数据，纳入标准及数据质量分析标准见表1；医院抽样原则见表2。最终共采纳全国31个省（直辖市、自治区）及新疆生产建设兵团（以下简称"兵团"）的2347家医院数据，其中，委属委管医院22家，三级公立医院772家（不包括委属委管医院），三级民营医院98家，二级公立医院1069家，二级民营医院386家（图1）。此次调查覆盖面广，医院类型全面，能较为充分地反映我国呼吸专业的基本医疗质量情况。

分析各省（直辖市、自治区）数据时，三级综合医院包括委属委管医院、三级公立医院及三级民营医院；二级综合医院包括二级公立医院及二级民营医院。

表1　全国各级综合医院数据有效性判断情况

序号	排除标准	排除样本量					合计
		委属委管	三级公立	三级民营	二级公立	二级民营	
1	提交状态（"未提交"或空值）	1		3727			3728
2	医疗机构级别（"未定级"或"/"或空值）	0	0	76	0	0	76
3	是否设置PCCM科（空值或"否"）	1	50	9	572	437	1069
4	PCCM科床位数（"0"或"/"或空值）	0	3	0	69	39	111
5	空格斜杠率：>80%	0	6	0	49	32	87
合计							5071
剩余抽样调查样本数							4197
医院总数							9268

注：共收集9268家医院数据。

表2 全国各级综合医院按省（自治区、直辖市）抽样情况

第一级分类：所有制形式	第二级分类：医院隶属关系	第三级分类	纳入标准	三级医院抽样分析样本量	二级医院抽样分析样本量	抽样分析总样本量
公立医院	委属委管医院	/	全部纳入	22	0	22
	省级医院	大学附属医院	全部纳入	63	6	69
		非大学附属医院	各省1～5家	139	20	159
	地市级医院	/	各市1～2家	454	112	566
	县级医院	三级医院	各县1～2家	116	/	1047
		二级医院	各县3～4家	/	931	
	抽样分析样本合计			794	1069	1863
民营医院	抽样分析样本合计		全部纳入	98	386	484
总计						2347

注：1. 抽样总体为4197家医院，抽样样本为2347家医院。

2. 抽样时优先选择在哨点医院名单中的医院，其他则按质量判断指标依次筛选，并列时随机选择。

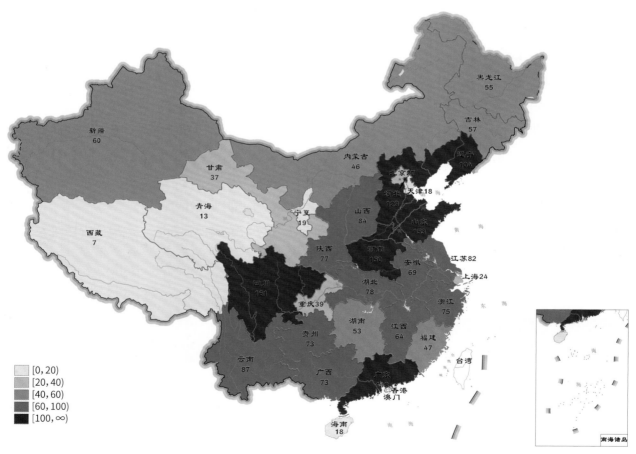

注：地图中数据不包含我国港、澳、台地区。

图1 2020年各省（自治区、直辖市）参与调查医院分布

二、有关说明

本年度《报告》中涉及的疾病分类编码采用《疾病和有关健康问题的国际统计分类第十次修订本》第二版，简称 ICD-10。手术编码采用《国际疾病分类手术与操作第九版临床修订本》2011 版，简称 ICD-9-CM-3。由于 ICD-10 诊断编码、ICD-9-CM-3 手术编码在 2020 年度全国编码尚未完全统一，为最大限度保持一致性和可比性，均采用了四位亚目编码。

关于相关分析方法：《报告》中采用的箱线图也称箱须图，是利用数据中的 5 个统计量：5% 分位数、25% 分位数、中位数、75% 分位数及 95% 分位数来描述数据。可以粗略地看出数据是否具有对称性，分布的离散程度等信息。

《报告》中所有涉及金额的数据，均为人民币。

《报告》中数据收集工作是在国家卫生健康委医政司的组织下，得到了各填报单位的积极合作，编写工作由国家卫生健康委统一部署，国家呼吸质量控制中心办公室承担。中心成立《报告》编写工作组，中心主任王辰院士和常务副主任李燕明教授主持，秘书居阳医师具体负责，王和、陈静、杜小曼、廖艺璇医师参与《报告》的编写工作。经过系统的数据筛选，对数据进行不同维度的分析，与往年数据进行对比，最终完成 2021 年《报告》。编写过程中得到了国家卫生健康委医院管理研究所、标普医学信息研究中心的大力支持及众多专家的指正。在此给予衷心的感谢！

目 录

第一章

2021年国家呼吸专业医疗服务与质量安全报告

第一节　医院运行管理类指标

一、床位数

（一）PCCM 科床位数

本次纳入抽样的 2347 家医院，2020 年床位数共计 123 870 张，PCCM 科平均床位数 52.78 张，低于 2019 年（平均 54.77 张）。三级民营医院床位数较前增多。委属委管医院平均床位数 112.82 张，三级公立医院平均床位数 75.35 张，三级民营医院平均床位数 53.61 张，二级公立医院平均床位数 42.24 张，二级民营医院平均床位数 33.89 张。三级综合医院中，四川省平均床位数最高，西藏最少（图 1-1-1-1~图 1-1-1-4）。

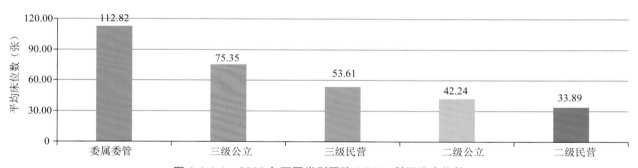

图 1-1-1-1　2020 年不同类别医院 PCCM 科平均床位数

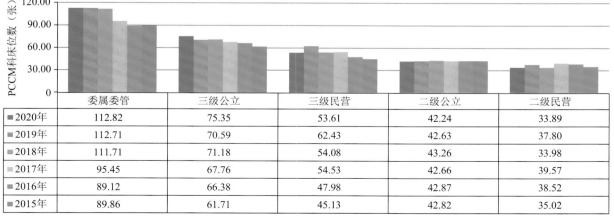

	委属委管	三级公立	三级民营	二级公立	二级民营
2020年	112.82	75.35	53.61	42.24	33.89
2019年	112.71	70.59	62.43	42.63	37.80
2018年	111.71	71.18	54.08	43.26	33.98
2017年	95.45	67.76	54.53	42.66	39.57
2016年	89.12	66.38	47.98	42.87	38.52
2015年	89.86	61.71	45.13	42.82	35.02

图 1-1-1-2　2015—2020 年不同类别医院 PCCM 科平均床位数

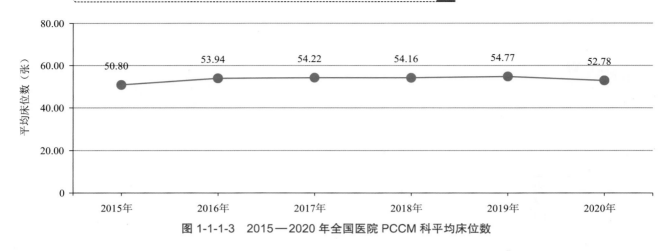

图 1-1-1-3　2015—2020 年全国医院 PCCM 科平均床位数

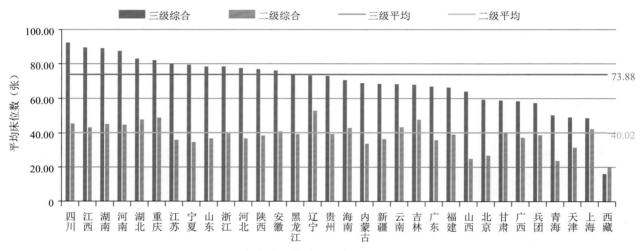

图 1-1-1-4　2020 年各省（自治区、直辖市）PCCM 科平均床位数

（二）PCCM 科 ICU 床位数

呼吸系统疾病具有高发病率、高患病率、高死亡率的特点，PCCM 科 ICU 床位数是反映呼吸学科重症救治能力的重要指标。本次调查的 2347 家医院中，1311 家医院（55.86%）设有 PCCM 科 ICU，其中，委属委管 22 家（100%），三级公立 538 家（69.69%），三级民营 48 家（48.98%），二级公立 547 家（51.17%），二级民营 156 家（40.41%）。2020 年 PCCM 科 ICU 平均床位数 5.96 张，低于 2019 年（6.10 张），其中，委属委管医院平均 13.77 张，三级公立医院平均 8.51 张，三级民营医院平均 6.08 张，二级公立医院平均 3.94 张，二级民营医院平均 3.21 张（图 1-1-1-5～图 1-1-1-8）。

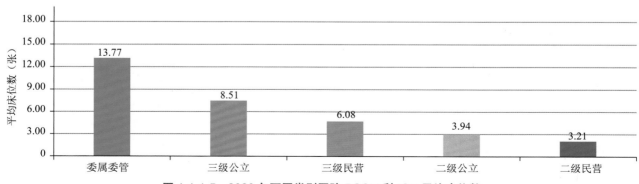

图 1-1-1-5　2020 年不同类别医院 PCCM 科 ICU 平均床位数

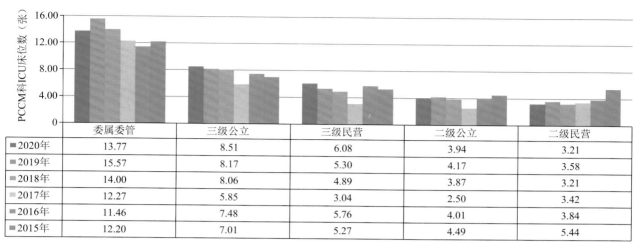

	委属委管	三级公立	三级民营	二级公立	二级民营
■2020年	13.77	8.51	6.08	3.94	3.21
■2019年	15.57	8.17	5.30	4.17	3.58
■2018年	14.00	8.06	4.89	3.87	3.21
■2017年	12.27	5.85	3.04	2.50	3.42
■2016年	11.46	7.48	5.76	4.01	3.84
■2015年	12.20	7.01	5.27	4.49	5.44

图 1-1-1-6　2015—2020 年不同类别医院 PCCM 科 ICU 平均床位数

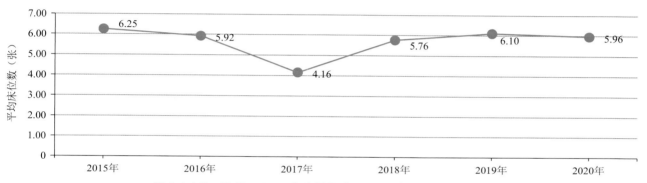

图 1-1-1-7　2015—2020 年全国医院 PCCM 科 ICU 平均床位数

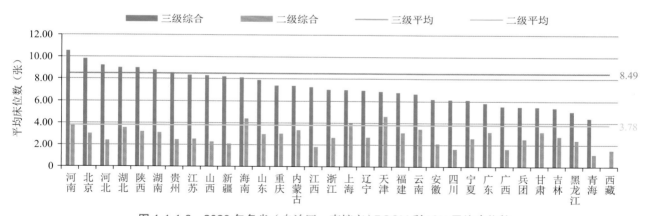

图 1-1-1-8　2020 年各省（自治区、直辖市）PCCM 科 ICU 平均床位数

（三）PCCM 科 ICU 床位数占 PCCM 科床位数比例

本次调查的 2347 家医院中 1311 家医院上报该数据且符合逻辑校验。2020 年院均 PCCM 科 ICU 床位数占 PCCM 科床位数比例为 9.89%，低于 2019 年（10.24%）；其中三级综合医院为 10.55%，高于二级综合医院的 8.85%（图 1-1-1-9～图 1-1-1-12）。

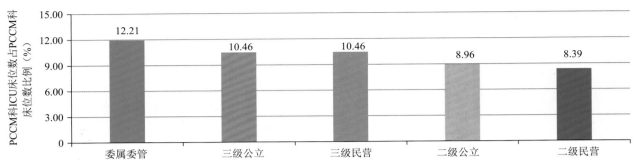

图 1-1-1-9　2020 年不同类别医院 PCCM 科 ICU 床位数占 PCCM 科床位数比例

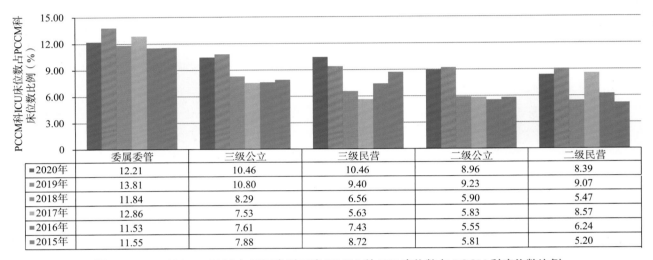

	委属委管	三级公立	三级民营	二级公立	二级民营
2020年	12.21	10.46	10.46	8.96	8.39
2019年	13.81	10.80	9.40	9.23	9.07
2018年	11.84	8.29	6.56	5.90	5.47
2017年	12.86	7.53	5.63	5.83	8.57
2016年	11.53	7.61	7.43	5.55	6.24
2015年	11.55	7.88	8.72	5.81	5.20

图 1-1-1-10　2015—2020 年不同类别医院 PCCM 科 ICU 床位数占 PCCM 科床位数比例

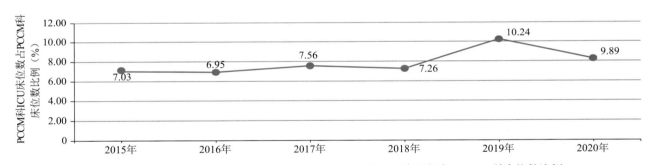

图 1-1-1-11　2015—2020 年全国医院院均 PCCM 科 ICU 床位数占 PCCM 科床位数比例

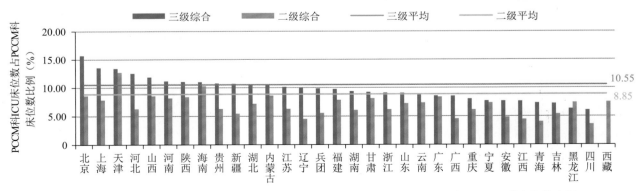

图 1-1-1-12　2020 年各省（自治区、直辖市）医院 PCCM 科 ICU 床位数占 PCCM 科床位数比例

（四）PCCM科开放床位数占全院开放床位数的比例

PCCM科床位数是反映其救治能力的基础指标，在本次调查PCCM科开放床位的2347家医院中，共有2311家医院上报该数据且符合逻辑校验。2020年院均PCCM科开放床位数占全院开放床位数的比例为2.12%，其中三级综合医院为2.36%，高于二级综合医院的1.90%（图1-1-1-13、图1-1-1-14）。

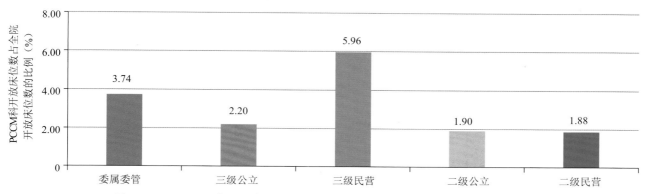

图1-1-1-13 2020年不同类别医院PCCM科开放床位数占全院开放床位数比例

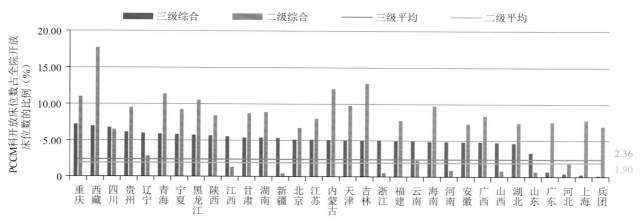

图1-1-1-14 2020年各省（自治区、直辖市）PCCM科开放床位数占全院开放床位数比例

二、卫生技术人员统计

（一）PCCM科卫生技术人员构成比

我国PCCM科疾病患者多、病情重、合并症多、疑难复杂病种多，住院患者需要输液、吸痰、雾化等护理操作多，护理量较大。但人员配比面临着医务人员少、工作负荷重、医护人员配备不足、流失情况较严重等问题。在2020年PCCM科医务人员构成中，三级综合医院医生人员占比为29.69%，护理人员占比为58.43%，呼吸治疗师人员占比为11.88%；二级综合医院医生人员占比为32.46%，护理人员占比为62.84%，呼吸治疗师人员占比为4.70%；与2019年的数据相比，2020年二级综合医院医生人员和护理人员比例有提高，而呼吸治疗师人员比例下降明显。三级综合医院医生人员比例下降、护理人员比例有提高，而呼吸治疗师人员比例增加明显（图1-1-2-1）。

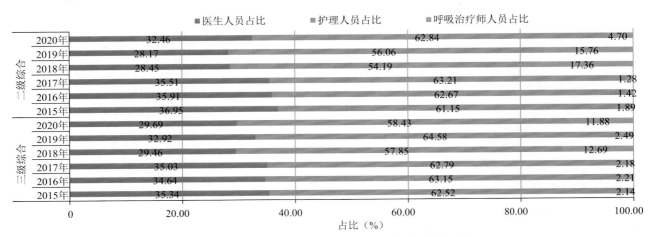

图 1-1-2-1　2015—2020 年 PCCM 科卫生技术人员构成情况

（二）PCCM 科 ICU 护士人数占 PCCM 科护士总人数比例

在本次调查的有 PCCM 科 ICU 的 1311 家医院中共有 1154 家医院上报该数据且符合逻辑校验。2020 年平均 PCCM 科 ICU 护士人数占 PCCM 科护士总人数比例为 29.28%，低于 2019 年（31.54%）。其中委属委管为 40.10%，三级公立为 31.56%，三级民营为 25.88%，二级公立为 24.54%，二级民营为 22.69%，均低于 2019 年（委属委管为 41.49%，三级公立为 32.46%，三级民营为 29.92%，二级公立为 27.34%，二级民营为 33.47%）（图 1-1-2-2～图 1-1-2-5）。委属委管及三级公立 PCCM 科 ICU 护士人数占 PCCM 科护士总人数比例较高，与其 PCCM 科 ICU 设置率较高相一致。

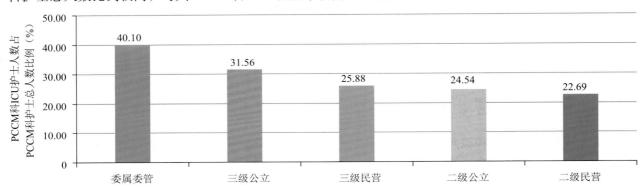

图 1-1-2-2　2020 年不同类别医院 PCCM 科 ICU 护士人数占 PCCM 科护士总人数比例

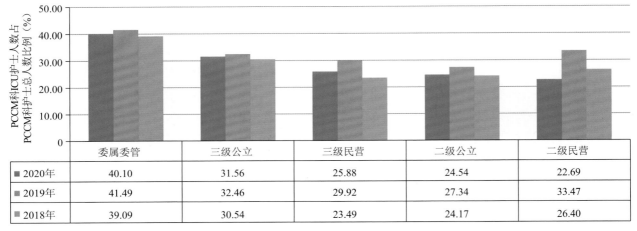

	委属委管	三级公立	三级民营	二级公立	二级民营
2020年	40.10	31.56	25.88	24.54	22.69
2019年	41.49	32.46	29.92	27.34	33.47
2018年	39.09	30.54	23.49	24.17	26.40

图 1-1-2-3　2018—2020 年不同类别医院 PCCM 科 ICU 护士人数占 PCCM 科护士总人数比例

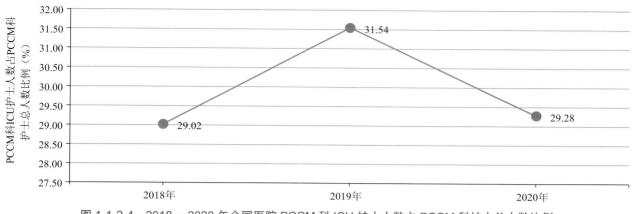

图 1-1-2-4 2018—2020 年全国医院 PCCM 科 ICU 护士人数占 PCCM 科护士总人数比例

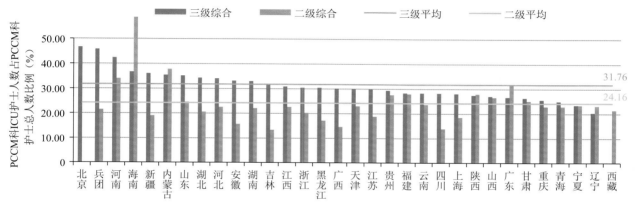

图 1-1-2-5 2020 年各省（自治区、直辖市）PCCM 科 ICU 护士人数占 PCCM 科护士总人数比例

三、工作负荷

（一）PCCM 科年均门诊人次

本次调查的 2347 家医院中有 2253 家医院上报该数据且符合逻辑校验。2020 年总门诊人次为 32 041 701，院均门诊人次为 14 222，低于 2019 年（18 619 人次）；其中三级综合医院院均门诊人次为 22 088，高于二级综合医院（9105 人次）（图 1-1-3-1～图 1-1-3-4）。

2020 年委属委管医院 PCCM 科年均门诊量为 58 593 人次，明显高于三级公立医院（22 254 人次）、二级公立医院（10 391 人次）及民营医院（三级民营 12 593 人次，二级民营 5540 人次），为患者就医首选。北京、上海、天津及江浙地区 PCCM 科年均门诊量位于全国前列，可能与这些地区医疗资源丰富、输入病例多相关（图 1-1-3-1～图 1-1-3-4）。

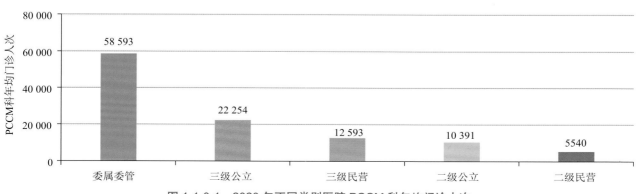

图 1-1-3-1 2020 年不同类别医院 PCCM 科年均门诊人次

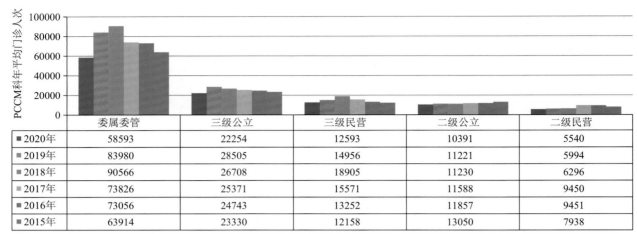

	委属委管	三级公立	三级民营	二级公立	二级民营
■ 2020年	58593	22254	12593	10391	5540
■ 2019年	83980	28505	14956	11221	5994
■ 2018年	90566	26708	18905	11230	6296
■ 2017年	73826	25371	15571	11588	9450
■ 2016年	73056	24743	13252	11857	9451
■ 2015年	63914	23330	12158	13050	7938

图 1-1-3-2 2015—2020 年不同类别医院 PCCM 科年均门诊人次

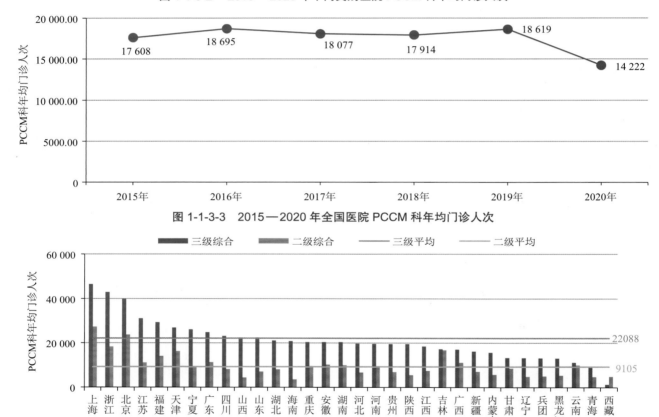

图 1-1-3-3 2015—2020 年全国医院 PCCM 科年均门诊人次

图 1-1-3-4 2020 年各省（自治区、直辖市）PCCM 科年均门诊人次

（二）PCCM 科床护比

护士在诊疗过程中担任相当重要的角色，床护比和医护比的比例越低，说明护士数量越少，护士的工作压力就越大，医疗安全就越难以保障。《全国医疗卫生服务体系规划纲要（2015—2020 年）》中指出2013 年我国卫生服务体系资源要素之间配置结构失衡，床护比1∶0.45，医护比1∶1，到2020 年全国医疗卫生服务体系资源要素配置主要目标为床护比1∶0.6，医护比1∶1.25。本次调查的 2347 家医院中有 2317家医院上报该数据。2020 年 PCCM 科平均床护比为1∶0.38，低于2019 年（2015 年为1∶0.38；2016 年为1∶0.38；2017 年为1∶0.35；2018 年为1∶0.38；2019 年为1∶0.39）；其中三级公立医院为1∶0.43，高于二级公立医院（1∶0.32）。委属委管医院为1∶0.62，基本达到上述目标（图 1-1-3-5～图 1-1-3-8）。

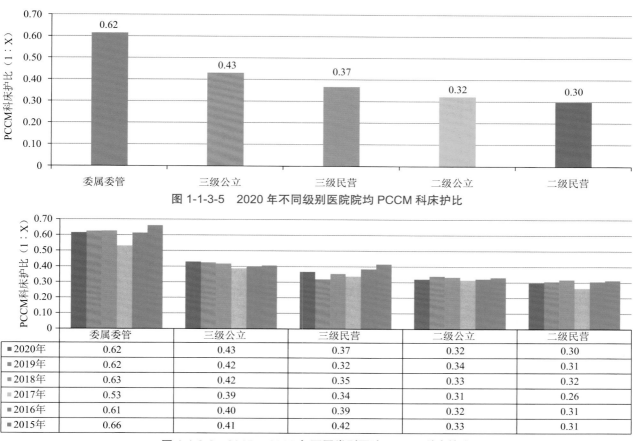

图 1-1-3-5　2020 年不同级别医院院均 PCCM 科床护比

	委属委管	三级公立	三级民营	二级公立	二级民营
■2020年	0.62	0.43	0.37	0.32	0.30
■2019年	0.62	0.42	0.32	0.34	0.31
■2018年	0.63	0.42	0.35	0.33	0.32
■2017年	0.53	0.39	0.34	0.31	0.26
■2016年	0.61	0.40	0.39	0.32	0.31
■2015年	0.66	0.41	0.42	0.33	0.31

图 1-1-3-6　2015—2020 年不同类别医院 PCCM 科床护比

图 1-1-3-7　2015—2020 年全国医院院均 PCCM 科床护比

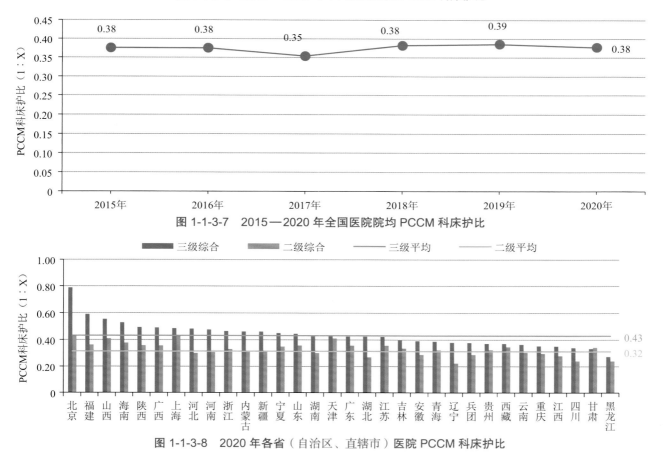

图 1-1-3-8　2020 年各省（自治区、直辖市）医院 PCCM 科床护比

（三）PCCM 科 ICU 床护比

在本次调查的有 PCCM 科 ICU 的 1311 家医院中共有 1154 家医院上报该数据且符合逻辑校验。2020年院均 PCCM 科 ICU 床护比为 1 : 1.40，高于 2019 年（1 : 1.38）。其中委属委管为 1 : 2.15，三级公立为1 : 1.49，三级民营为 1 : 1.22，二级公立为 1 : 1.15，二级民营 1 : 1.13，三级综合医院均高于二级综合医院（图 1-1-3-9～图 1-1-3-12）。

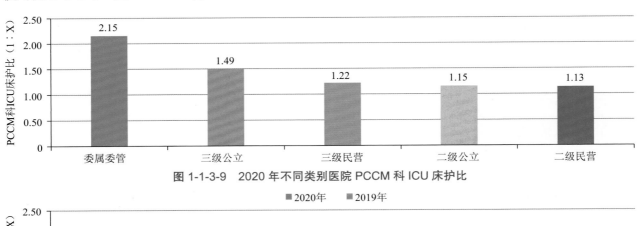

图 1-1-3-9　2020 年不同类别医院 PCCM 科 ICU 床护比

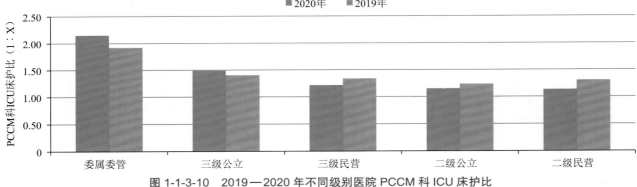

图 1-1-3-10　2019—2020 年不同级别医院 PCCM 科 ICU 床护比

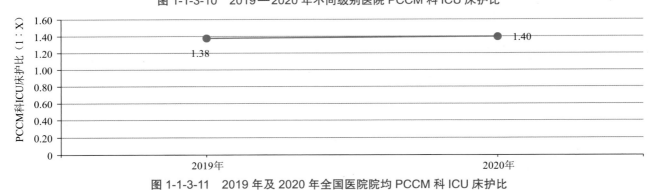

图 1-1-3-11　2019 年及 2020 年全国医院院均 PCCM 科 ICU 床护比

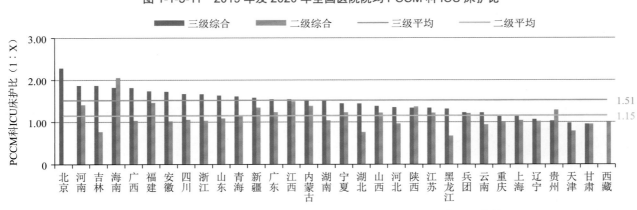

图 1-1-3-12　2020 年各省（自治区、直辖市）医院 PCCM 科 ICU 床护比

四、工作效率

在本次调查的有 PCCM 科 ICU 的 1311 家医院中共有 895 家医院上报该数据且符合逻辑校验。2020 年 PCCM 科 ICU 平均住院日中位数为 10.00 天。其中委属委管为 17.53 天，三级公立为 10.77 天，三级民营为 13.00 天，二级公立为 9.00 天，二级民营为 8.60 天（图 1-1-4-1～图 1-1-4-4）。

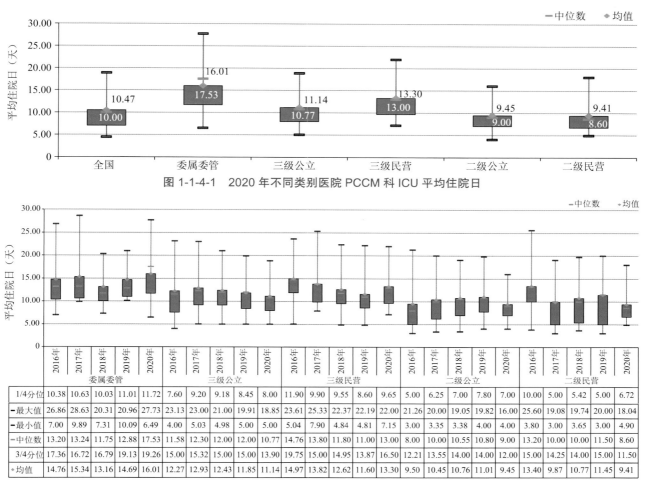

图 1-1-4-1　2020 年不同类别医院 PCCM 科 ICU 平均住院日

	2016年	2017年	2018年	2019年	2020年	2016年	2017年	2018年	2019年	2020年	2016年	2017年	2018年	2019年	2020年	2016年	2017年	2018年	2019年	2020年	2016年	2017年	2018年	2019年	2020年
		委属委管					三级公立					三级民营					二级公立					二级民营			
1/4分位	10.38	10.63	10.03	11.01	11.72	7.60	9.20	9.18	8.45	8.00	11.90	9.90	9.55	8.60	9.65	5.00	6.25	7.00	7.80	7.00	10.00	5.00	5.42	5.00	6.72
最大值	26.86	28.63	20.31	20.96	27.73	23.13	23.00	21.00	19.91	18.85	23.61	25.33	22.37	22.19	22.00	21.26	20.00	19.05	19.82	16.00	25.60	19.08	19.74	20.00	18.04
最小值	7.00	9.89	7.31	10.09	6.49	4.00	5.03	4.98	5.00	5.00	5.04	7.90	4.84	4.81	7.15	3.00	3.35	3.38	4.00	4.00	3.80	3.00	3.65	3.00	4.90
中位数	13.20	13.24	11.75	12.88	17.53	11.58	12.30	12.00	12.00	10.77	14.76	13.80	11.80	11.00	13.00	8.00	10.00	10.55	10.80	9.00	13.20	10.00	10.00	11.50	8.60
3/4分位	17.36	16.72	16.79	19.13	19.26	15.00	15.32	15.00	15.00	13.90	19.75	15.00	14.95	13.87	16.50	12.21	13.55	14.00	14.00	12.00	15.00	14.25	14.00	15.00	11.50
均值	14.76	15.34	13.16	14.69	16.01	12.27	12.93	12.43	11.85	11.14	14.97	13.82	12.62	11.60	13.30	9.50	10.45	10.76	11.01	9.45	13.40	9.87	10.77	11.45	9.41

图 1-1-4-2　2016—2020 年不同类别医院 PCCM 科 ICU 平均住院日

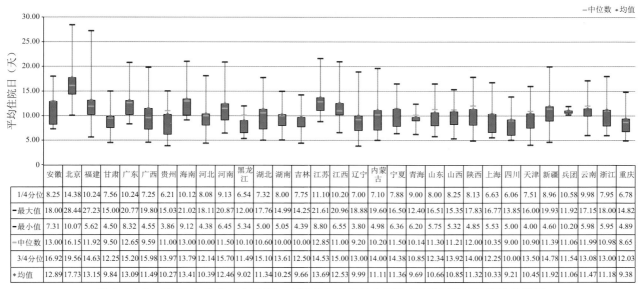

	安徽	北京	福建	甘肃	广东	广西	贵州	海南	河北	河南	黑龙江	湖北	湖南	吉林	江苏	江西	辽宁	内蒙古	宁夏	青海	山东	山西	陕西	上海	四川	天津	新疆	兵团	云南	浙江	重庆
1/4分位	8.25	14.38	10.24	7.56	10.24	7.25	6.21	10.12	8.08	9.13	6.54	7.32	8.00	7.75	11.10	10.20	7.00	7.10	7.88	9.00	8.00	8.25	8.13	6.63	6.06	7.51	8.96	10.58	9.98	7.95	6.78
最大值	18.00	28.44	27.23	15.00	20.77	19.80	15.03	21.02	18.11	20.87	12.00	17.76	14.99	14.25	21.61	20.96	18.88	19.60	16.50	12.40	16.51	15.35	17.83	16.77	13.85	16.00	19.93	11.92	17.15	18.00	14.82
最小值	7.31	10.07	5.62	4.50	8.32	4.55	3.86	9.12	4.38	6.45	5.34	5.00	5.05	4.39	8.80	6.55	3.80	4.98	6.36	6.20	5.75	5.32	4.85	5.53	5.00	4.00	4.60	10.20	5.98	5.95	4.89
中位数	13.00	16.15	11.92	9.50	12.65	9.59	11.00	13.00	10.00	11.50	10.10	10.60	10.00	10.00	12.85	11.00	9.20	10.20	11.50	10.14	11.30	11.21	12.00	10.35	9.00	10.90	11.39	11.06	11.99	10.98	8.65
3/4分位	16.92	19.56	14.63	12.25	15.20	15.98	13.97	13.79	12.14	15.70	11.49	15.00	13.61	12.50	14.53	15.00	14.00	14.38	10.85	12.34	13.92	14.00	12.25	10.00	13.50	14.78	11.54	13.08	13.00	12.03
均值	12.89	17.73	13.15	9.84	13.09	11.49	10.27	13.41	10.39	12.46	9.02	11.34	10.25	9.66	13.69	12.53	9.99	11.11	11.36	9.69	10.66	10.85	11.32	10.33	9.21	10.45	11.92	11.06	11.47	11.18	9.38

图 1-1-4-3　2020 年各省（自治区、直辖市）三级综合医院 PCCM 科 ICU 平均住院日

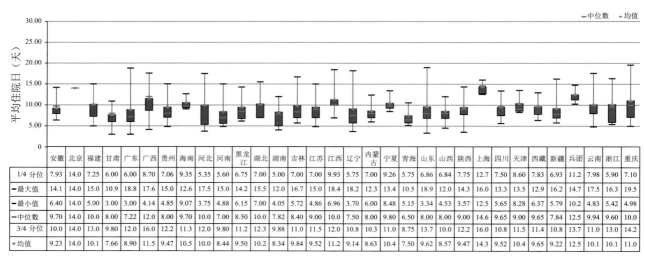

	安徽	北京	福建	甘肃	广东	广西	贵州	海南	河北	河南	黑龙江	湖北	湖南	吉林	江苏	江西	辽宁	内蒙古	宁夏	青海	山东	山西	陕西	上海	四川	天津	西藏	新疆	兵团	云南	浙江	重庆
1/4 分位	7.93	14.0	7.25	6.00	6.00	8.70	7.06	9.35	5.35	5.60	6.75	7.00	5.00	7.00	7.00	9.93	5.75	7.00	9.26	5.75	6.86	6.84	7.75	12.7	7.50	8.60	7.83	6.93	11.2	7.98	5.90	7.10
最大值	14.1	14.0	15.0	10.9	18.8	17.6	15.0	12.6	17.5	15.0	14.2	15.5	12.0	16.7	15.0	18.4	18.2	12.3	13.4	10.5	18.9	12.0	14.3	16.0	13.3	13.5	12.9	16.2	14.7	17.5	16.3	19.5
最小值	6.40	14.0	5.00	3.00	3.00	4.14	4.85	9.07	3.75	4.88	6.15	7.00	4.05	5.72	4.86	6.96	3.70	6.00	8.48	5.15	3.34	4.53	3.57	12.5	5.65	8.28	6.37	5.79	10.2	4.83	5.42	4.98
中位数	9.70	14.0	10.0	8.00	7.22	12.0	8.00	9.70	10.0	7.00	8.50	10.0	7.82	8.40	8.00	10.0	7.50	8.00	9.80	6.50	8.00	8.00	9.00	14.6	9.65	9.00	9.65	7.84	12.5	9.94	9.60	10.0
3/4 分位	10.0	14.0	13.0	9.80	12.0	16.0	12.2	11.3	12.0	9.80	11.2	12.3	9.88	11.0	11.5	12.0	10.8	10.3	11.0	8.75	13.7	10.0	12.2	16.0	11.5	11.4	13.7	11.0	13.0	14.2
均值	9.23	14.0	10.1	7.66	8.90	11.5	9.47	10.5	10.0	8.44	9.50	10.2	8.34	9.84	9.52	11.2	9.14	8.63	10.4	7.50	9.62	8.57	9.47	14.3	9.52	10.4	9.65	9.22	12.5	10.1	10.1	11.0

图 1-1-4-4　2020 年各省（自治区、直辖市）二级综合医院 PCCM 科 ICU 平均住院日

五、患者负担

2020年全国PCCM科患者门诊次均费用中位数为223元，低于2019年（226元）。其中三级综合医院门诊次均费用中位数为278元，高于二级综合医院（197元），全国各区域之间差别不大（图1-1-5-1～图1-1-5-4）。

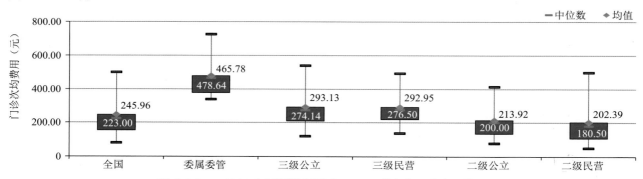

图 1-1-5-1　2020 年不同类别医院 PCCM 科患者门诊次均费用

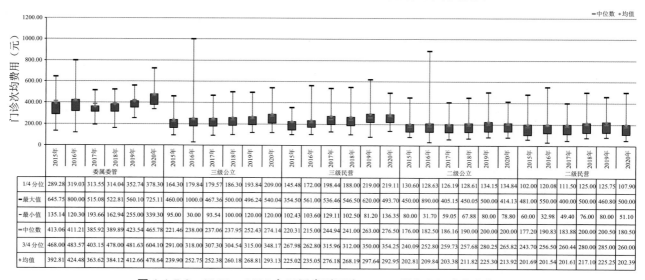

	委属委管						三级公立						三级民营						二级公立						二级民营					
	2015年	2016年	2017年	2018年	2019年	2020年	2015年	2016年	2017年	2018年	2019年	2020年	2015年	2016年	2017年	2018年	2019年	2020年	2015年	2016年	2017年	2018年	2019年	2020年	2015年	2016年	2017年	2018年	2019年	2020年
1/4 分位	289.28	319.03	313.55	314.04	352.74	378.30	164.30	179.84	179.57	186.30	193.84	209.00	145.48	172.00	198.44	188.00	219.00	219.11	130.60	128.63	126.19	128.61	134.15	134.84	102.00	120.88	111.50	125.00	125.75	107.90
最大值	645.55	800.00	515.08	522.81	560.10	725.11	460.00	1000.00	467.36	500.00	496.24	540.04	354.50	561.00	536.46	546.50	620.00	493.70	450.00	890.00	405.15	450.05	500.00	414.13	481.00	550.00	400.00	500.00	460.80	500.00
最小值	135.14	120.30	193.66	162.94	255.00	339.30	95.00	30.00	93.54	100.00	120.00	120.00	102.43	103.60	129.11	102.50	81.20	136.35	80.00	31.70	59.05	67.88	80.00	78.80	60.00	32.98	49.40	76.00	80.00	51.10
中位数	413.06	411.21	385.92	389.89	423.54	465.78	221.46	238.00	237.06	237.95	252.43	274.14	220.31	215.00	244.94	241.00	263.00	276.50	176.00	182.50	186.16	190.00	200.00	200.00	177.20	190.83	183.88	200.00	200.50	180.50
3/4 分位	468.00	483.57	403.15	478.00	481.63	604.10	291.00	318.00	307.30	304.54	315.00	348.17	267.98	262.80	315.96	312.00	350.00	354.25	240.09	252.80	259.73	257.68	280.25	265.82	243.70	256.50	260.44	280.00	285.00	260.00
均值	392.81	424.48	363.62	384.12	412.66	478.64	239.90	252.75	252.38	260.18	268.81	293.13	225.02	235.05	276.18	268.19	297.64	292.95	202.81	209.84	203.38	211.82	225.30	213.92	201.69	201.54	201.61	217.10	225.25	202.39

图 1-1-5-2　2015—2020 年不同类别医院 PCCM 科患者门诊次均费用

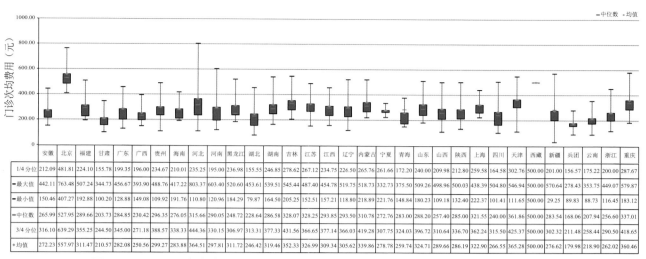

	安徽	北京	福建	甘肃	广东	广西	贵州	海南	河北	河南	黑龙江	湖北	湖南	吉林	江苏	江西	辽宁	内蒙古	宁夏	青海	山东	山西	陕西	上海	四川	天津	西藏	新疆	兵团	云南	浙江	重庆
1/4分位	212.09	481.81	224.10	155.78	199.35	196.00	234.67	210.01	235.25	195.00	236.98	155.55	246.85	278.62	267.12	234.75	226.50	265.76	261.66	172.20	240.00	209.98	212.80	259.58	164.58	302.76	500.00	201.00	156.57	175.22	200.00	287.67
最大值	442.11	763.48	507.24	344.73	456.67	393.90	488.76	417.22	803.37	603.40	520.60	453.61	539.51	545.44	487.40	454.78	519.75	518.73	332.73	375.50	509.26	498.96	500.00	433.39	504.80	546.94	500.00	570.64	278.43	353.75	449.07	579.87
最小值	150.46	407.27	192.88	100.20	128.88	149.08	109.92	191.76	110.80	120.96	184.29	79.87	164.50	205.25	152.51	157.21	118.80	218.89	221.76	148.84	180.23	109.18	132.40	222.37	101.41	111.65	500.00	29.25	89.83	88.73	116.45	183.12
中位数	265.99	527.95	289.66	203.73	284.85	230.42	296.35	276.05	315.66	290.05	248.72	228.64	286.58	328.07	328.25	293.85	293.50	310.78	272.76	283.00	288.20	257.40	285.00	321.55	240.00	361.86	500.00	283.54	168.06	207.94	256.60	337.01
3/4分位	316.10	639.29	355.25	244.50	345.00	271.18	388.57	338.33	444.36	330.15	306.97	313.31	377.33	431.56	366.65	377.14	366.03	419.28	307.75	324.03	396.72	310.64	336.70	362.24	315.50	425.37	500.00	302.32	211.48	258.44	290.50	418.65
均值	272.23	557.97	311.47	210.57	282.08	250.56	299.27	283.88	364.51	297.81	311.72	246.42	319.46	352.33	326.99	309.34	305.62	339.86	278.78	259.74	324.71	289.66	286.19	322.90	266.55	365.28	500.00	276.62	179.98	218.90	262.02	360.46

图 1-1-5-3　2020 年各省（自治区、直辖市）三级综合医院 PCCM 科患者门诊次均费用

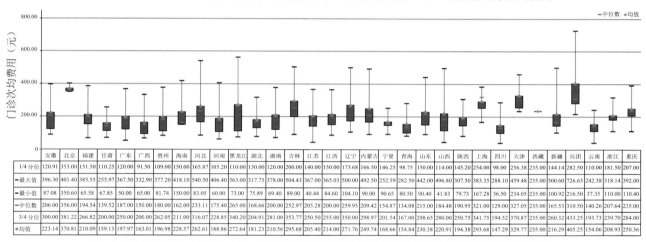

	安徽	北京	福建	甘肃	广东	广西	贵州	海南	河北	河南	黑龙江	湖北	湖南	吉林	江苏	江西	辽宁	内蒙古	宁夏	青海	山东	山西	陕西	上海	四川	天津	西藏	新疆	兵团	云南	浙江	重庆
1/4分位	120.91	353.00	151.50	110.25	120.00	91.50	109.00	150.00	165.87	105.20	110.00	130.00	120.00	200.00	140.00	150.00	173.68	166.50	146.25	98.75	200.00	114.00	145.20	254.00	98.00	256.38	235.00	144.14	282.50	110.00	181.50	207.00
最大值	396.30	401.40	385.55	255.97	367.50	332.90	377.20	418.10	540.50	406.40	563.00	378.00	504.43	367.00	500.00	492.50	387.17	351.00	252.59	282.50	442.00	496.80	307.50	383.35	288.10	459.48	235.00	500.60	726.65	242.38	318.14	392.00
最小值	87.08	350.60	65.58	67.85	50.00	65.00	81.74	150.00	83.05	60.00	73.00	75.89	69.40	89.00	40.44	84.60	104.10	90.00	90.65	80.50	90.40	41.83	79.73	167.28	36.50	234.05	235.00	100.92	216.50	37.35	110.00	110.40
中位数	206.00	356.00	194.54	139.52	187.00	150.00	180.00	162.00	233.11	175.40	265.00	168.66	200.00	252.97	205.28	200.00	259.95	209.42	154.87	134.08	215.00	184.48	190.95	321.00	129.00	327.00	235.00	165.53	310.50	140.26	207.64	235.00
3/4分位	300.00	381.22	266.82	200.00	250.00	200.00	262.05	211.00	316.07	228.85	340.20	204.91	281.00	353.77	250.50	255.00	350.00	298.97	201.54	167.00	298.65	280.00	250.75	341.75	194.52	370.87	235.00	260.32	433.25	193.73	239.70	284.00
均值	223.14	370.81	210.09	159.13	197.97	163.01	196.98	228.57	262.61	188.86	272.64	181.23	210.56	295.68	205.40	214.00	271.76	249.74	168.66	154.84	230.38	220.91	194.38	293.68	147.29	329.77	235.00	216.29	405.25	154.06	208.93	250.36

图 1-1-5-4　2020 年各省（自治区、直辖市）二级综合医院 PCCM 科患者门诊次均费用

六、呼吸专业常见技术年度工作量

（一）年均肺功能检查例次

本次调查的 2347 家医院中有 2058 家医院上报该数据且符合逻辑校验。2020 年肺功能检查共计 4 703 712 例次，平均肺功能检查 2285.57 例次，低于 2019 年（2745.34 例次）；其中三级综合医院院均检查 4261.15 例次，高于二级综合医院（873.04 例次），委属委管医院（18 717.59 例次）明显高于其他类型医院（图 1-1-6-1～图 1-1-6-4）。

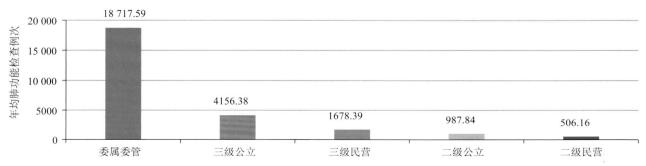

图 1-1-6-1　2020 年不同类别医院年均肺功能检查例次

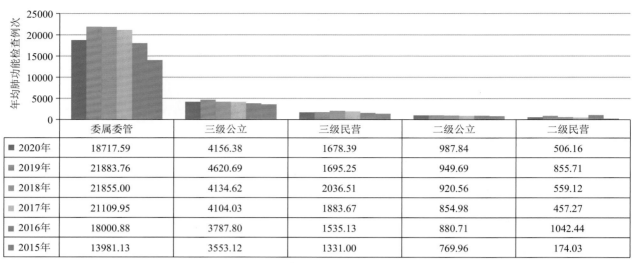

	委属委管	三级公立	三级民营	二级公立	二级民营
■2020年	18717.59	4156.38	1678.39	987.84	506.16
■2019年	21883.76	4620.69	1695.25	949.69	855.71
■2018年	21855.00	4134.62	2036.51	920.56	559.12
□2017年	21109.95	4104.03	1883.67	854.98	457.27
■2016年	18000.88	3787.80	1535.13	880.71	1042.44
■2015年	13981.13	3553.12	1331.00	769.96	174.03

图 1-1-6-2 2015—2020 年不同类别医院年均肺功能检查例次

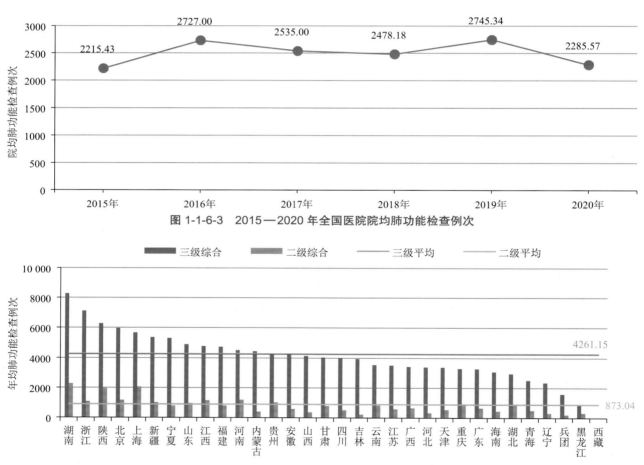

图 1-1-6-3 2015—2020 年全国医院院均肺功能检查例次

图 1-1-6-4 2020 年各省（自治区、直辖市）年均肺功能检查例次

（二）年均多导睡眠监测检查例次

本次调查的 2347 家医院中有 1471 家医院上报该数据且符合逻辑校验。2020 年多导睡眠监测检查共计 207 937 例次，平均检查 141.36 例次，低于 2019 年（143.32 例次）；其中三级综合医院院均检查 223.74 例次，高于二级综合医院（60.86 例次）；三级综合医院中，委属委管医院均值为 767.71 例次，明显高于三级综合医院及二级综合医院均值（图 1-1-6-5～图 1-1-6-8）。

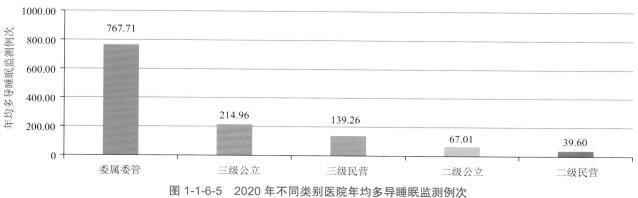

图 1-1-6-5　2020 年不同类别医院年均多导睡眠监测例次

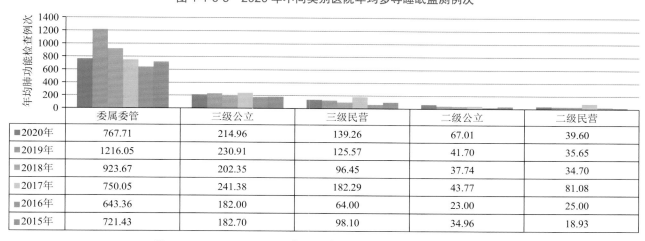

	委属委管	三级公立	三级民营	二级公立	二级民营
2020年	767.71	214.96	139.26	67.01	39.60
2019年	1216.05	230.91	125.57	41.70	35.65
2018年	923.67	202.35	96.45	37.74	34.70
2017年	750.05	241.38	182.29	43.77	81.08
2016年	643.36	182.00	64.00	23.00	25.00
2015年	721.43	182.70	98.10	34.96	18.93

图 1-1-6-6　2015—2020 年不同类别医院年均多导睡眠监测例次

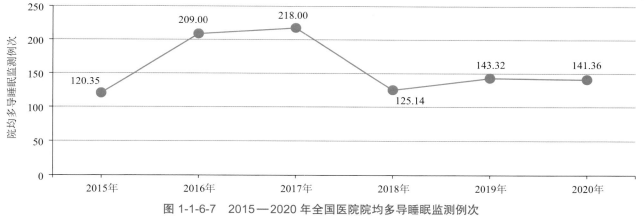

图 1-1-6-7　2015—2020 年全国医院院均多导睡眠监测例次

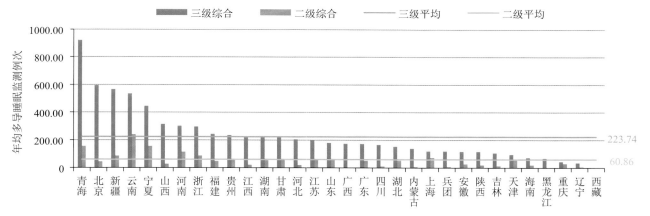

图 1-1-6-8　2020 年各省（自治区、直辖市）年均多导睡眠监测例次

（三）年均有创机械通气治疗例次

本次调查的 2347 家医院中有 1665 家医院上报该数据且符合逻辑校验。2020 年有创机械通气治疗共计 56 668 例次，院均有创机械通气治疗 34.03 例次，低于 2019 年（38.90 例次）；其中，委属委管医院平均 226.59 例次，明显高于三级综合医院（60.58 例次）及二级综合医院（12.70 例次），说明委属委管医院呼吸疾病患者疑难复杂程度更高（图 1-1-6-9～图 1-1-6-12）。

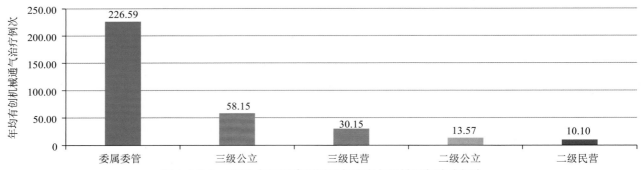

图 1-1-6-9　2020 年不同类别医院年均有创机械通气治疗例次

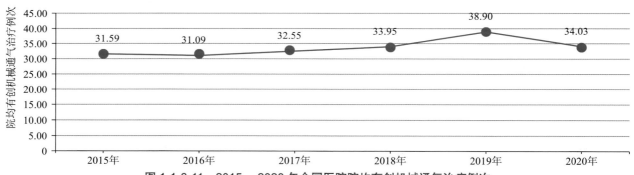

	委属委管	三级公立	三级民营	二级公立	二级民营
2020年	226.59	58.15	30.15	13.57	10.10
2019年	252.00	67.73	31.11	12.17	11.92
2018年	128.08	57.78	17.95	13.31	20.24
2017年	173.68	89.00	45.11	14.91	10.21
2016年	88.00	57.41	37.86	31.96	32.36
2015年	39.33	49.15	19.77	18.26	6.90

图 1-1-6-10　2015—2020 年不同类别医院年均有创机械通气治疗例次

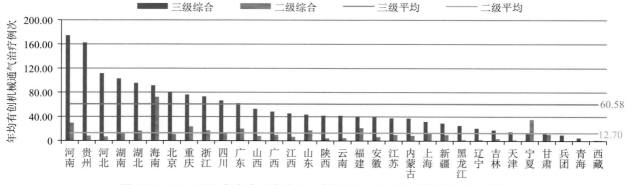

图 1-1-6-11　2015—2020 年全国医院院均有创机械通气治疗例次

图 1-1-6-12　2020 年各省（自治区、直辖市）年均有创机械通气治疗例次

（四）年均无创机械通气治疗例次

本次调查的 2347 家医院中有 2025 家医院上报该数据且符合逻辑校验。2020 年无创机械通气治疗共计 343 894 例次，院均无创机械通气治疗 169.82 例次，低于 2019 年（181.54 例次）；其中三级综合医院年均治疗 256.77 例次，高于二级综合医院（108.19 例次）（图 1-1-6-13～图 1-1-6-16）。

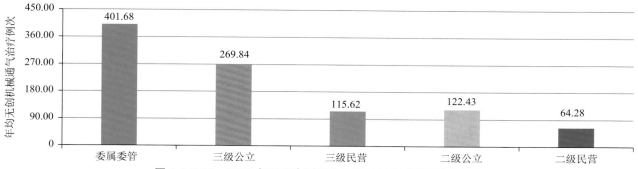

图 1-1-6-13　2020 年不同类别医院年均无创机械通气治疗例次

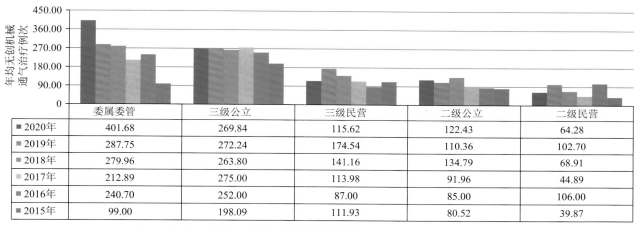

	委属委管	三级公立	三级民营	二级公立	二级民营
2020年	401.68	269.84	115.62	122.43	64.28
2019年	287.75	272.24	174.54	110.36	102.70
2018年	279.96	263.80	141.16	134.79	68.91
2017年	212.89	275.00	113.98	91.96	44.89
2016年	240.70	252.00	87.00	85.00	106.00
2015年	99.00	198.09	111.93	80.52	39.87

图 1-1-6-14　2015—2020 年不同类别医院年均无创机械通气治疗例次

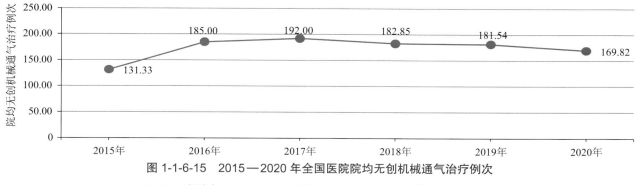

图 1-1-6-15　2015—2020 年全国医院院均无创机械通气治疗例次

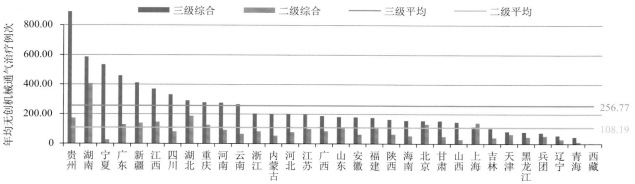

图 1-1-6-16　2020 年各省（自治区、直辖市）年均无创机械通气治疗例次

（五）年度体外膜肺氧合治疗总例次

本次调查的2347家医院中有1010家医院上报该数据，其中有90家医院PCCM科进行过体外膜肺氧合（extracorporeal membrane oxygenation，ECMO）治疗。2020年ECMO治疗共计476例次，院均ECMO治疗5.29例次，其中委属委管172例次，三级公立286例次，三级民营1例次，二级公立11例次，二级民营6例次；二级公立医院的ECMO治疗例次较2019年明显增多（2019年二级公立4例次），提示治疗危重症的能力有所提高（图1-1-6-17、图1-1-6-18）。

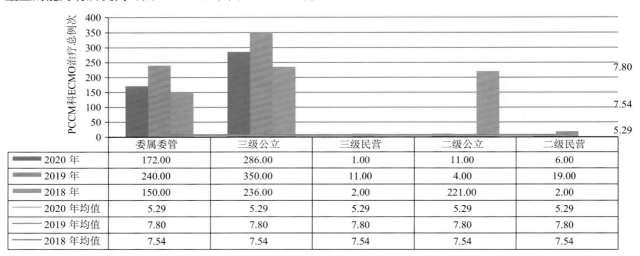

	委属委管	三级公立	三级民营	二级公立	二级民营
■ 2020年	172.00	286.00	1.00	11.00	6.00
▨ 2019年	240.00	350.00	11.00	4.00	19.00
▨ 2018年	150.00	236.00	2.00	221.00	2.00
— 2020年均值	5.29	5.29	5.29	5.29	5.29
— 2019年均值	7.80	7.80	7.80	7.80	7.80
— 2018年均值	7.54	7.54	7.54	7.54	7.54

图1-1-6-17　2018—2020年不同类别医院PCCM科ECMO治疗总例次

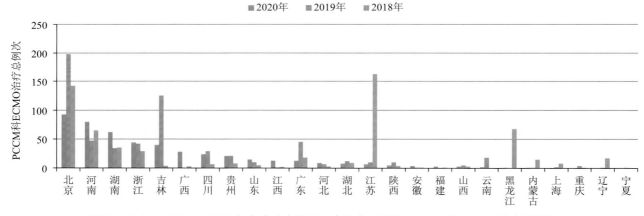

图1-1-6-18　2018—2020年各省（自治区、直辖市）医院PCCM科ECMO治疗总例次

（居阳）

第二节 呼吸专业常见病种的医疗质量现状分析

一、成人社区获得性肺炎（CAP）医疗质量指标评估

（一）住院成人 CAP 患者诊治过程关键环节的质控情况

1. 住院成人 CAP 患者例数

本次调查的 2347 家医院中共有 777 家医院完整上报了 CAP 相关指标数据。2020 年住院成人 CAP 患者共计 330 902 例，院均 426 例，低于 2019 年（482 例），其中三级综合医院院均 492 例，高于二级综合医院（332 例）（表 1-2-1-1、图 1-2-1-1～图 1-2-1-4）。

表 1-2-1-1 2020 年全国各类别医院住院成人 CAP 患者例数

医院级别	医院数（个）	住院患者总数（例）	平均住院患者数（例）
全国	777	330 902	426
三级综合	456	224 396	492
委属委管	17	17 859	1051
三级公立	404	195 033	483
三级民营	35	11 504	329
二级综合	321	106 506	332
二级公立	256	90 152	352
二级民营	65	16 354	252

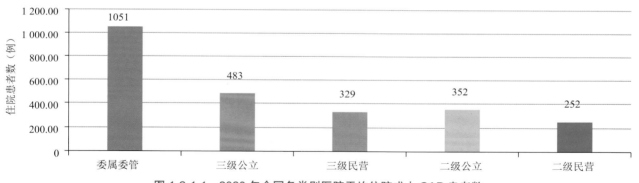

图 1-2-1-1 2020 年全国各类别医院平均住院成人 CAP 患者数

	委属委管	三级公立	三级民营	二级公立	二级民营
■ 2020年	1051	483	329	352	252
■ 2019年	801	615	462	363	319
■ 2018年	779	583	450	374	249
■ 2017年	581	487	421	264	246
■ 2016年	410	371	304	269	251
■ 2015年	473	419	286	338	233

图 1-2-1-2 2015—2020 年全国各类别医院平均住院成人 CAP 患者数

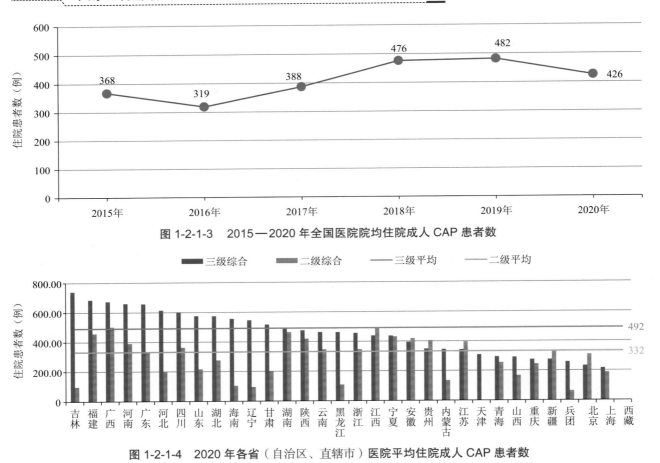

图 1-2-1-3　2015—2020 年全国医院院均住院成人 CAP 患者数

图 1-2-1-4　2020 年各省（自治区、直辖市）医院平均住院成人 CAP 患者数

2. 住院成人 CAP 患者行严重程度评估的比例

2020 年住院成人 CAP 患者住院期间行严重程度评估的平均比例为 87.34%，高于 2019 年的 65.38%。三级综合医院平均为 88.11%，较 2019 年的 73.78% 有所升高，其中委属委管医院由 2019 年的 87.28% 降至 2020 年的 59.40%；三级公立医院 2020 年为 90.39%，高于 2019 年的 73.95%；三级民营医院 2020 年为 94.05%，高于 2019 年的 63.32%。三级综合医院中数值最高的 3 位为上海（100%）、宁夏（99.83%）及广西（99.31%），最低的 3 位为广东（63.39%）、云南（71.89%）及青海（77.60%）。二级综合医院 2020 年平均为 85.74%，明显高于 2019 年的 51.03%，其中二级公立医院为 86.39%（2019 年为 51.28%），二级民营医院为 82.16%（2019 年为 49.45%），二级综合医院中最高的 3 位为海南、吉林、黑龙江，均为 100%，最低的 3 位为宁夏（24.19%）、兵团（45.16%）及四川（56.93%）（图 1-2-1-5、图 1-2-1-6）。

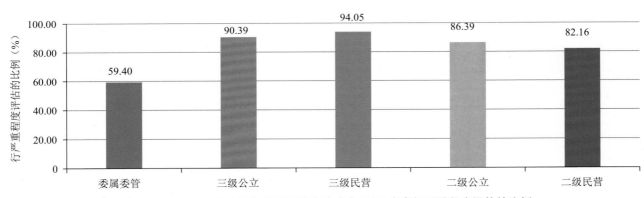

图 1-2-1-5　2020 年全国各类别医院住院成人 CAP 患者行严重程度评估的比例

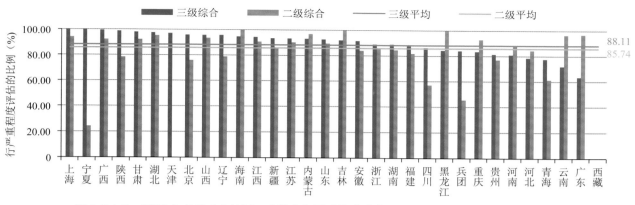

图 1-2-1-6　2020 年各省（自治区、直辖市）医院住院成人 CAP 患者行严重程度评估的比例

3. 住院成人 CAP 患者低危比例

2020 年全国住院成人 CAP 患者低危比例为 44.36%。其中三级综合医院为 41.63%，低于二级综合医院的 50.11%。委属委管医院最低，为 20.09%，三级公立医院为 42.79%，三级民营医院为 55.55%。三级综合医院中最低的 3 位为宁夏（14.55%）、内蒙古（16.94%）及吉林（17.94%），最高的 3 位为甘肃（67.88%）、上海（58.07%）及江苏（56.34%）。二级综合医院中，二级公立医院为 49.20%，二级民营医院为 55.13%，二级综合医院中最低的 3 位为青海（1.96%）、海南（4.85%）及宁夏（21.99%），最高的 2 位为广东（66.96%）及吉林（65.52%）（图 1-2-1-7、图 1-2-1-8）。

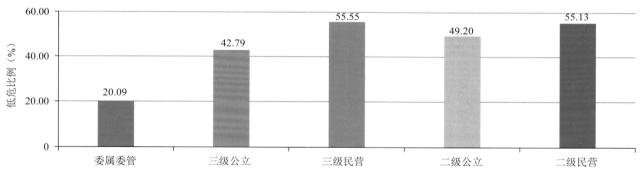

图 1-2-1-7　2020 年全国各类别医院住院成人 CAP 患者低危比例

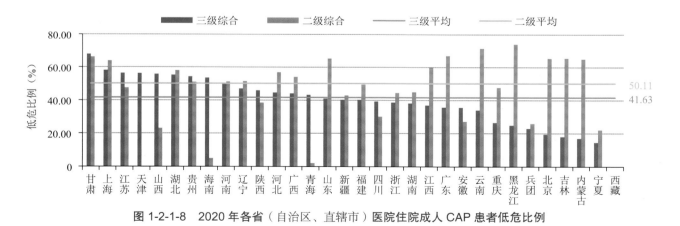

图 1-2-1-8　2020 年各省（自治区、直辖市）医院住院成人 CAP 患者低危比例

4. 住院期间留取血或呼吸道标本进行病原学检查情况

2020 年全国医院住院成人 CAP 患者住院期间留取血或呼吸道标本进行病原学检查率为 82.84%，低于

前5年；其中三级综合医院为84.86%，高于二级综合医院（78.58%）。委属委管医院为65.68%，是近6年来最低值，低于三级公立、三级民营及二级综合医院；二级民营医院数值（75.76%）较前5年明显升高（图1-2-1-9～图1-2-1-12）。

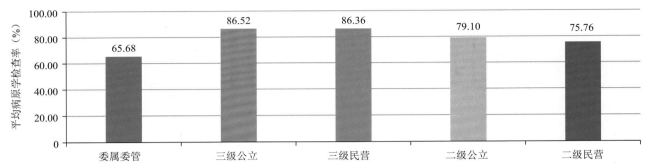

图1-2-1-9　2020年全国各类别医院住院成人CAP患者平均病原学检查率

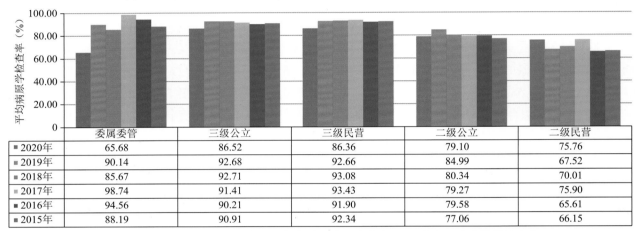

	委属委管	三级公立	三级民营	二级公立	二级民营
2020年	65.68	86.52	86.36	79.10	75.76
2019年	90.14	92.68	92.66	84.99	67.52
2018年	85.67	92.71	93.08	80.34	70.01
2017年	98.74	91.41	93.43	79.27	75.90
2016年	94.56	90.21	91.90	79.58	65.61
2015年	88.19	90.91	92.34	77.06	66.15

图1-2-1-10　2015—2020年全国各类别医院住院成人CAP患者平均病原学检查率

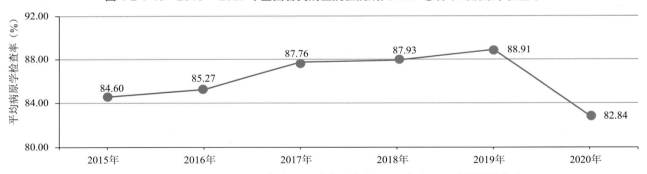

图1-2-1-11　2015—2020年全国医院住院成人CAP患者平均病原学检查率

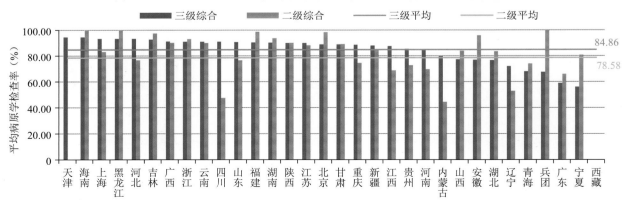

图1-2-1-12　2020年各省（自治区、直辖市）医院CAP住院患者平均病原学检查率

5. 住院成人 CAP 患者平均 ICU 入住率

2020 年全国医院住院成人 CAP 患者住院期间平均 ICU 入住率为 5.85%，高于 2019 年（4.60%）；其中三级综合医院为 6.92%，高于二级综合医院（3.62%）。三级综合医院及二级综合医院中均为湖北最高，分别为 14.08% 及 8.95%（图 1-2-1-13～图 1-2-1-16）。

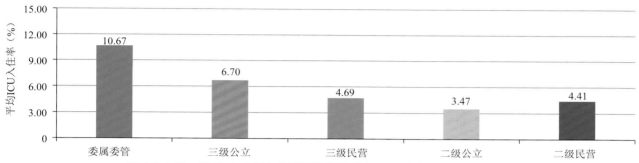

图 1-2-1-13　2020 年全国各类别医院住院成人 CAP 患者平均 ICU 入住率

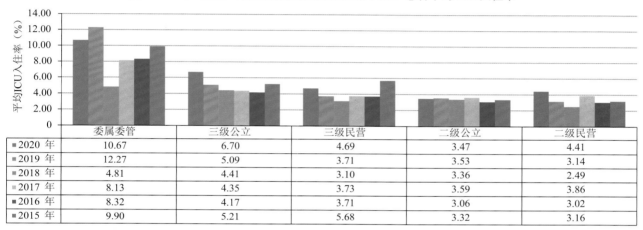

	委属委管	三级公立	三级民营	二级公立	二级民营
2020 年	10.67	6.70	4.69	3.47	4.41
2019 年	12.27	5.09	3.71	3.53	3.14
2018 年	4.81	4.41	3.10	3.36	2.49
2017 年	8.13	4.35	3.73	3.59	3.86
2016 年	8.32	4.17	3.71	3.06	3.02
2015 年	9.90	5.21	5.68	3.32	3.16

图 1-2-1-14　2015—2020 年全国各类别医院住院成人 CAP 患者平均 ICU 入住率

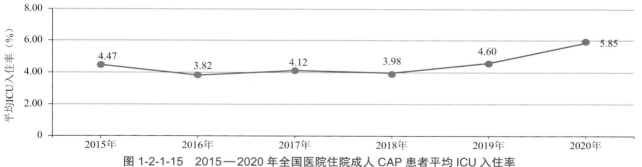

图 1-2-1-15　2015—2020 年全国医院住院成人 CAP 患者平均 ICU 入住率

图 1-2-1-16　2020 年各省（自治区、直辖市）医院住院成人 CAP 患者平均 ICU 入住率

6. 非 ICU 的住院成人 CAP 患者使用 β 内酰胺类抗菌药物联合喹诺酮类药物比例

2020 年全国非 ICU 的住院成人 CAP 患者使用 β 内酰胺类抗菌药物联合喹诺酮类药物的比例为 27.68%；其中三级综合医院为 26.30%，低于二级综合医院的 30.47%（图 1-2-1-17、图 1-2-1-18）。

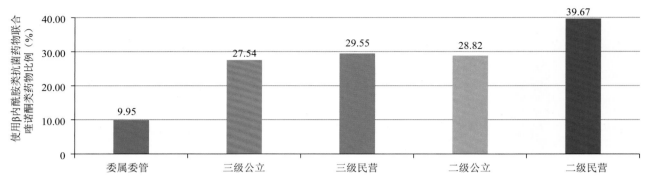

图 1-2-1-17　2020 年全国各类别医院非 ICU 的住院成人 CAP 患者
使用 β 内酰胺类抗菌药物联合喹诺酮类药物比例

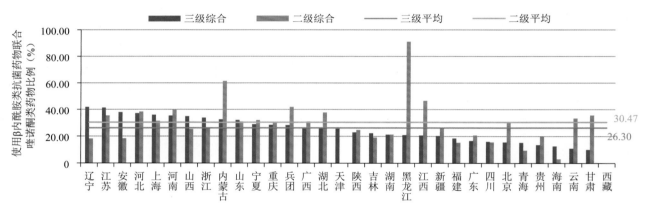

图 1-2-1-18　2020 年各省（自治区、直辖市）医院非 ICU 的住院成人 CAP 患者
使用 β 内酰胺类抗菌药物联合喹诺酮类药物比例

7. 住院成人 CAP 患者应用无创机械通气比例

2020 年全国医院住院成人 CAP 患者应用无创机械通气比例为 5.85%；其中三级综合医院为 6.35%，高于二级综合医院的 4.78%（图 1-2-1-19、图 1-2-1-20）。

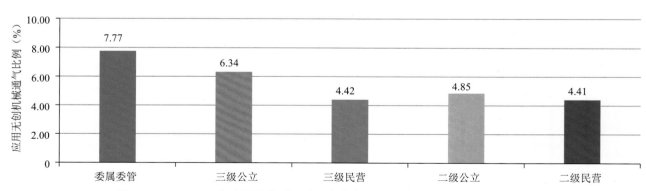

图 1-2-1-19　2020 年全国各类别医院住院成人 CAP 患者应用无创机械通气比例

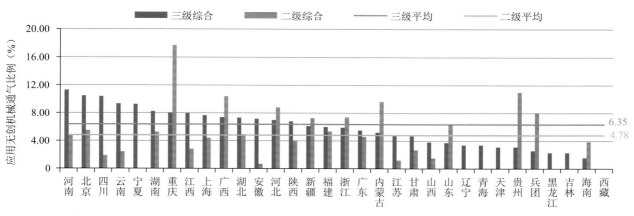

图 1-2-1-20　2020 年各省（自治区、直辖市）医院住院成人 CAP 患者应用无创机械通气比例

8. 住院成人 CAP 患者应用有创机械通气比例

2020 年全国医院住院成人 CAP 患者应用有创机械通气比例为 2.37%；其中三级综合医院为 2.92%，高于二级综合医院的 1.23%（图 1-2-1-21、图 1-2-1-22）。

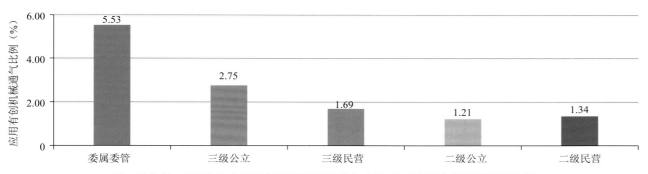

图 1-2-1-21　2020 年全国各类别医院住院成人 CAP 患者应用有创机械通气比例

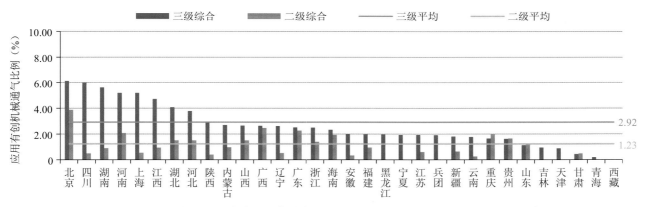

图 1-2-1-22　2020 年各省（自治区、直辖市）医院住院成人 CAP 患者应用有创机械通气比例

9. 住院成人 CAP 患者多重耐药菌检出比例

2020 年全国医院住院成人 CAP 患者多重耐药菌检出比例为 3.80%；其中三级综合医院为 4.26%，高于二级综合医院的 2.84%（图 1-2-1-23、图 1-2-1-24）。

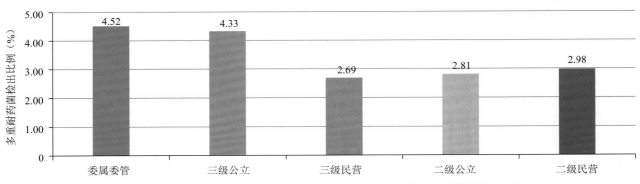

图 1-2-1-23　2020 年全国各类别医院住院成人 CAP 患者多重耐药菌检出比例

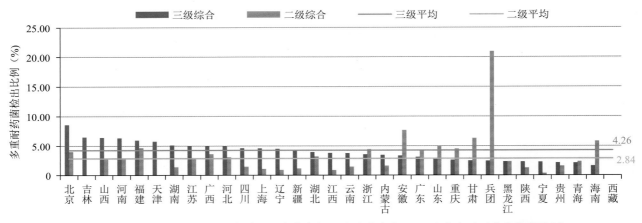

图 1-2-1-24　2020 年各省（自治区、直辖市）医院住院成人 CAP 患者多重耐药菌检出比例

（二）住院成人 CAP 患者诊治过程关键结局的质控情况

1. 住院成人 CAP 患者仅应用无创机械通气病死率

2020 年全国医院住院成人 CAP 患者仅应用无创机械通气病死率为 6.30%；其中三级综合医院为 7.53%，高于二级综合医院的 2.89%（图 1-2-1-25、图 1-2-1-26）。

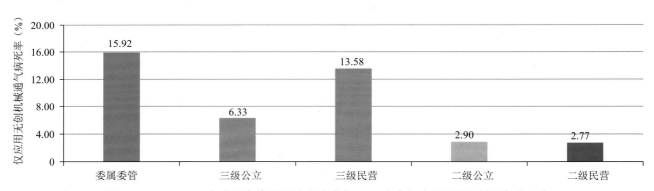

图 1-2-1-25　2020 年全国各类别医院住院成人 CAP 患者仅应用无创机械通气病死率

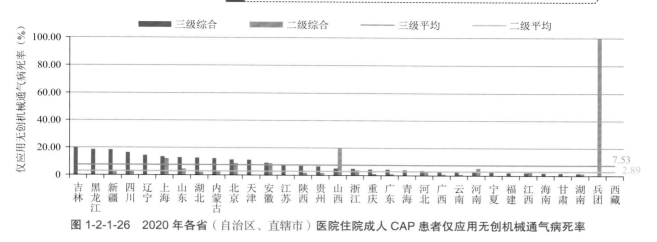

图 1-2-1-26　2020 年各省（自治区、直辖市）医院住院成人 CAP 患者仅应用无创机械通气病死率

2. 住院成人 CAP 患者仅应用有创机械通气病死率

2020 年全国医院住院成人 CAP 患者仅应用有创机械通气病死率为 21.58%；其中三级综合医院为 22.64%，高于二级综合医院的 16.30%（图 1-2-1-27、图 1-2-1-28）。

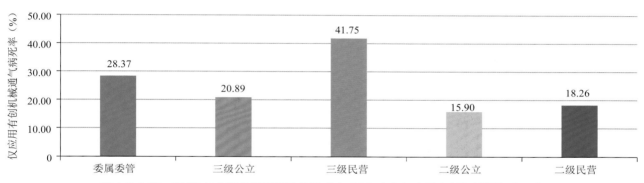

图 1-2-1-27　2020 年全国各类别医院住院成人 CAP 患者仅应用有创机械通气病死率

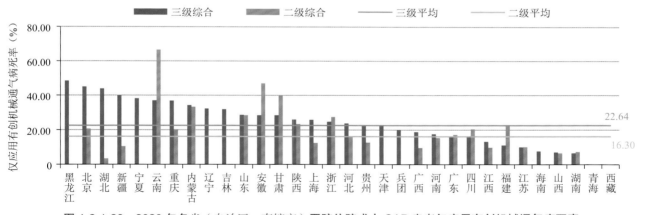

图 1-2-1-28　2020 年各省（自治区、直辖市）医院住院成人 CAP 患者仅应用有创机械通气病死率

（陈静）

二、慢性阻塞性肺疾病（慢阻肺病）急性加重医疗质量指标评估

（一）慢阻肺病住院患者诊治过程关键环节的质控情况

1. 慢阻肺病住院患者例数

本次调研纳入统计的 2347 家医院中，共有 1093 家医院完整上报了慢阻肺病急性加重（ICD 编码包

括 J44.0、J44.1、J44.9）相关指标数据，共计 484 144 例患者，院均患者数为 443 例，其中三级综合医院共 535 家（委属委管医院 19 家，三级公立医院 470 家，三级民营医院 46 家），院均患者数为 529 例（委属委管医院 345 例，三级公立医院 556 例，三级民营医院 328 例）；二级综合医院共 558 家（二级公立医院 414 家，二级民营医院 144 家），院均患者数为 360 例（二级公立医院 381 例，二级民营医院 301 例）；均较 2019 年下降（2019 年共纳入 1225 家抽样医院的 738 182 例，院均 603 例）。仍呈现出三级综合医院高于二级综合医院，公立医院高于民营医院的分布，三级公立医院的院均住院人数最多，二级民营医院院均住院人数最少（表 1-2-2-1，图 1-2-2-1～图 1-2-2-4）。

表 1-2-2-1　2020 年全国各类别医院慢阻肺病住院患者数

医院级别	医院数（个）	住院患者总数（例）	平均住院患者数（例）
全国	1093	484 144	443
三级综合	535	283 070	529
委属委管	19	6 564	345
三级公立	470	261 409	556
三级民营	46	15 097	328
二级综合	558	201 074	360
二级公立	414	157 795	381
二级民营	144	43 279	301

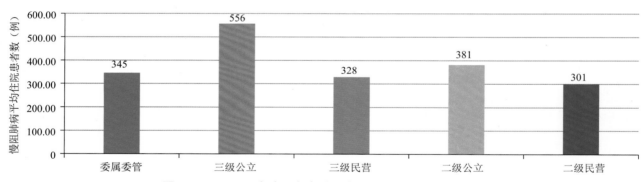

图 1-2-2-1　2020 年全国各类别医院慢阻肺病平均住院患者数

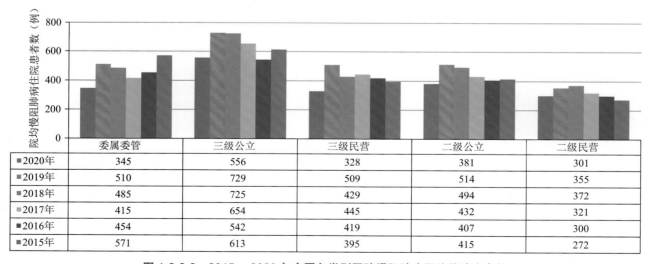

	委属委管	三级公立	三级民营	二级公立	二级民营
■2020年	345	556	328	381	301
■2019年	510	729	509	514	355
■2018年	485	725	429	494	372
■2017年	415	654	445	432	321
■2016年	454	542	419	407	300
■2015年	571	613	395	415	272

图 1-2-2-2　2015—2020 年全国各类别医院慢阻肺病平均住院患者数

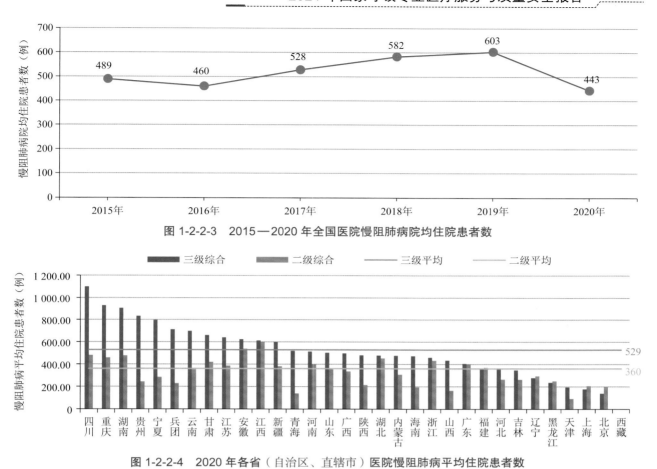

图 1-2-2-3　2015—2020 年全国医院慢阻肺病院均住院患者数

图 1-2-2-4　2020 年各省（自治区、直辖市）医院慢阻肺病平均住院患者数

2. 慢阻肺病住院患者行血气分析检查比例

2020 年全国各类别医院慢阻肺病住院患者在住院期间行血气分析检查比例均值为 86.20%，略低于 2019 年（87.46%），但仍处于上升趋势；其中三级综合医院均值为 92.52%（委属委管为 94.03%，三级公立为 92.70%，三级民营为 88.90%），高于二级综合医院的均值 77.28%（二级公立为 77.93%，二级民营为 74.92%）；三级综合医院中各类别医院较 2019 年均升高，三级公立医院和三级民营医院近 3 年呈逐年上升的趋势，委属委管医院 2019 年较前下降，2020 年再次明显上升；二级综合医院各类别医院较 2019 年均降低，近 6 年处于稳定状态（图 1-2-2-5～图 1-2-2-8）。

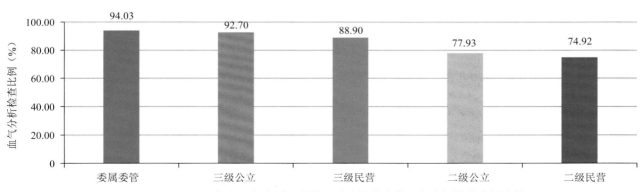

图 1-2-2-5　2020 年全国各类别医院慢阻肺病住院患者血气分析检查比例均值

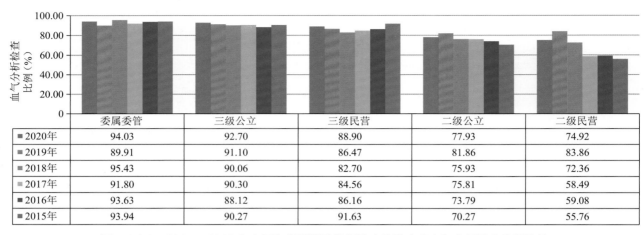

	委属委管	三级公立	三级民营	二级公立	二级民营
■2020年	94.03	92.70	88.90	77.93	74.92
■2019年	89.91	91.10	86.47	81.86	83.86
■2018年	95.43	90.06	82.70	75.93	72.36
■2017年	91.80	90.30	84.56	75.81	58.49
■2016年	93.63	88.12	86.16	73.79	59.08
■2015年	93.94	90.27	91.63	70.27	55.76

图 1-2-2-6　2015—2020 年全国各类别医院慢阻肺病住院患者血气分析检查比例均值

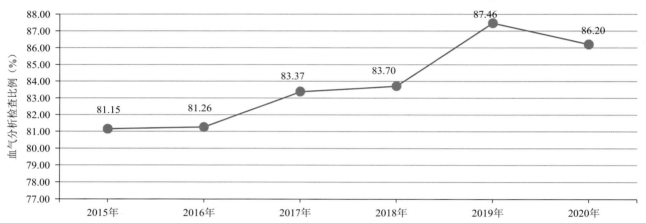

图 1-2-2-7　2015—2020 年全国医院慢阻肺病住院患者血气分析检查比例均值

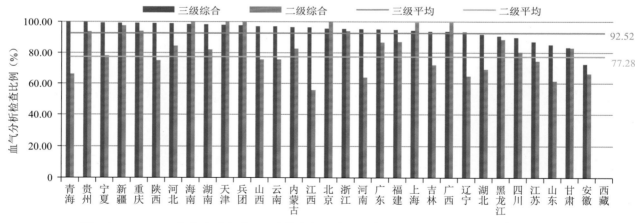

图 1-2-2-8　2020 年各省（自治区、直辖市）医院慢阻肺病住院患者血气分析检查比例均值

3. 慢阻肺病住院患者应用无创机械通气比例

2020 年全国医院慢阻肺病患者住院期间行无创机械通气治疗比例均值为 17.79%，较 2019 年降低（18.51%）；其中三级综合医院为 21.17%（委属委管为 21.10%，三级公立为 21.47%，三级民营为 16.00%），高于二级综合医院的 13.03%（二级公立为 12.81%，二级民营为 13.83%）。三级综合医院中委属委管医院较 2019 年略有下降，已连续 5 年下降；三级公立医院连续 4 年上升；三级民营医院较 2019 年略升高，近 3 年基本保持稳定。二级综合医院中，二级公立医院较 2019 年略下降，二级民营医院连续 3 年呈上升趋势（图 1-2-2-9～图 1-2-2-12）。

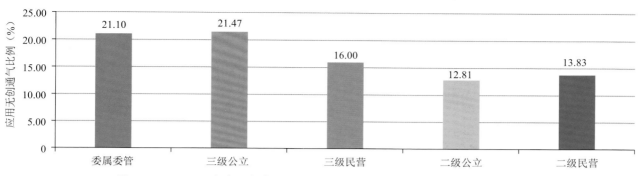

图 1-2-2-9　2020 年全国各类别医院慢阻肺病住院患者应用无创通气比例均值

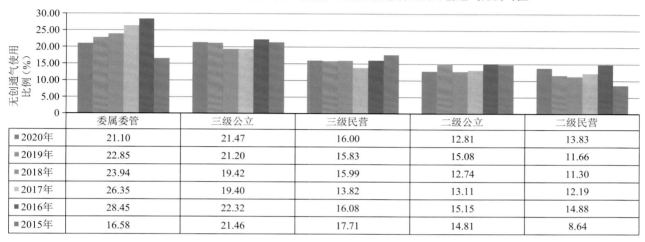

	委属委管	三级公立	三级民营	二级公立	二级民营
2020年	21.10	21.47	16.00	12.81	13.83
2019年	22.85	21.20	15.83	15.08	11.66
2018年	23.94	19.42	15.99	12.74	11.30
2017年	26.35	19.40	13.82	13.11	12.19
2016年	28.45	22.32	16.08	15.15	14.88
2015年	16.58	21.46	17.71	14.81	8.64

图 1-2-2-10　2015—2020 年全国各类别医院慢阻肺病住院患者应用无创通气比例均值

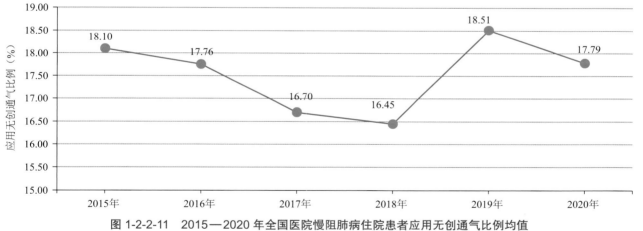

图 1-2-2-11　2015—2020 年全国医院慢阻肺病住院患者应用无创通气比例均值

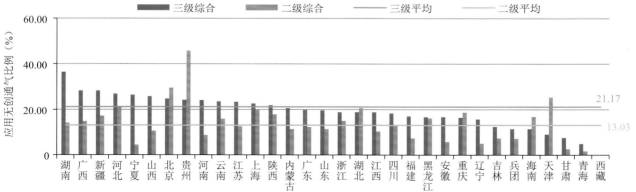

图 1-2-2-12　2020 年各省（自治区、直辖市）医院慢阻肺病住院患者应用无创通气比例均值

31

4. 慢阻肺病住院患者应用有创机械通气比例

2020年全国医院慢阻肺病患者住院期间行有创机械通气治疗比例为2.35%，较2019年（3.19%）下降，为近6年最低值；各类别医院均较前下降。其中三级综合医院为3.00%（委属委管为5.73%，三级公立为2.92%，三级民营为3.18%），高于二级综合医院为1.43%（二级公立为1.46%，二级民营为1.33%）；委属委管医院比例最高，三级民营医院仍高于三级公立医院，二级公立医院连续3年持续下降但仍高于二级民营医院（图1-2-2-13～图1-2-2-16）。

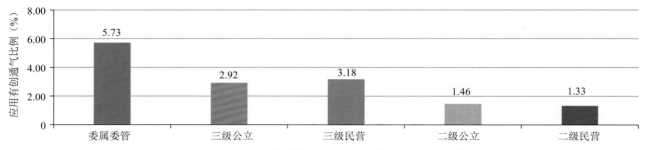

图1-2-2-13　2020年全国各类别医院慢阻肺病住院患者应用有创通气比例均值

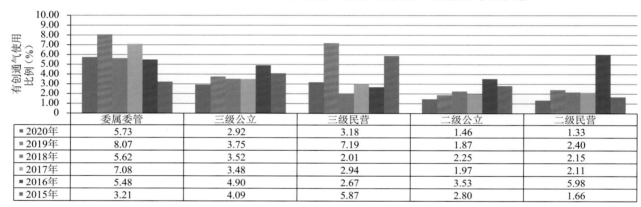

	委属委管	三级公立	三级民营	二级公立	二级民营
2020年	5.73	2.92	3.18	1.46	1.33
2019年	8.07	3.75	7.19	1.87	2.40
2018年	5.62	3.52	2.01	2.25	2.15
2017年	7.08	3.48	2.94	1.97	2.11
2016年	5.48	4.90	2.67	3.53	5.98
2015年	3.21	4.09	5.87	2.80	1.66

图1-2-2-14　2015—2020年全国各类别医院慢阻肺病住院患者应用有创通气比例均值

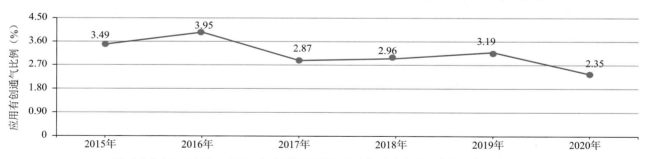

图1-2-2-15　2015—2020年全国医院慢阻肺病住院患者应用有创通气比例均值

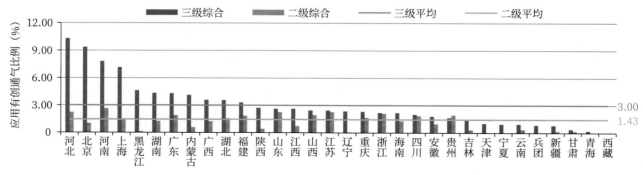

图1-2-2-16　2020年各省（自治区、直辖市）医院慢阻肺病住院患者应用有创通气比例

5. 慢阻肺病住院患者行胸部影像学检查比例

2020 年全国医院慢阻肺病住院患者行胸部影像学检查比例均值为 94.01%；其中三级综合医院为 92.81%（委属委管为 76.65%，三级公立为 93.16%，三级民营为 93.81%），低于二级综合医院的 95.69%（二级公立为 95.40%，二级民营为 96.74%）。公立医院数值低于民营医院，委属委管医院最低（图 1-2-2-17、图 1-2-2-18）。

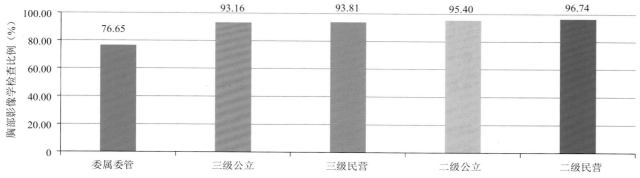

图 1-2-2-17　2020 年全国各类别医院慢阻肺病住院患者行胸部影像学检查比例均值

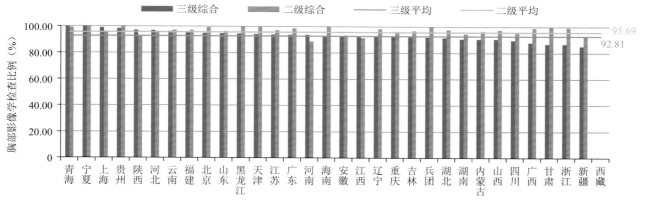

图 1-2-2-18　2020 年各省（自治区、直辖市）医院慢阻肺病住院患者行胸部影像学检查比例均值

6. 慢阻肺病住院患者行超声心动图检查比例

2020 年全国医院慢阻肺病住院患者行超声心动图检查比例均值为 72.98%；其中三级综合医院为 76.33%（委属委管为 79.62%，三级公立为 76.49%，三级民营为 72.12%），高于二级综合医院的 68.28%（二级公立为 68.97%，二级民营为 65.73%）。公立医院数值高于民营医院，委属委管医院比例最高（图 1-2-2-19、图 1-2-2-20）。

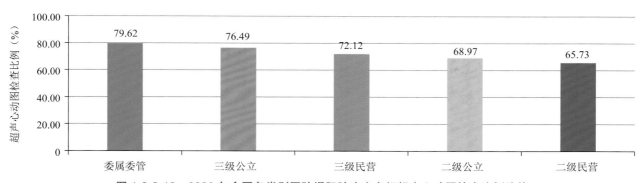

图 1-2-2-19　2020 年全国各类别医院慢阻肺病患者行超声心动图检查比例均值

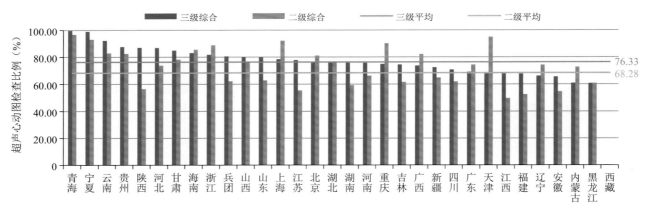

图 1-2-2-20 2020 年各省（自治区、直辖市）医院慢阻肺病住院患者行超声心动图检查比例均值

7. 慢阻肺病住院患者应用雾化吸入治疗比例

2020 年全国医院慢阻肺病住院患者应用雾化吸入治疗比例均值为 86.84%，较 2019 年（87.67%）下降；其中三级综合医院为 88.38%（委属委管为 75.99%，三级公立为 88.54%，三级民营为 90.95%），高于二级综合医院的 84.69%（二级公立为 84.84%，二级民营为 84.14%）。三级综合医院中委属委管医院（2019 年为 80.24%）和三级公立医院（2019 年为 88.81%）均较 2019 年下降，三级民营医院较 2019 年增加（2019 年为 86.68%）。二级综合医院中公立医院（2019 年为 86.08%）和民营医院（2019 年为 87.59%）较 2019 年均下降。所有类别医院中委属委管医院比例最低（图 1-2-2-21、图 1-2-2-22）。

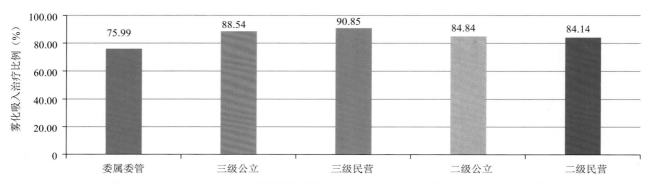

图 1-2-2-21 2020 年全国各类别医院慢阻肺病住院患者应用雾化吸入治疗比例均值

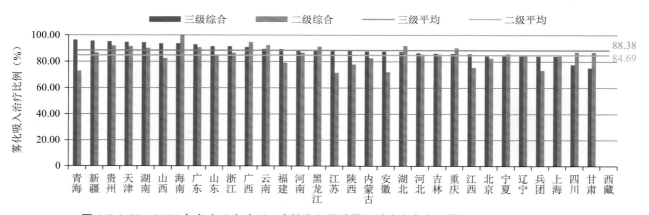

图 1-2-2-22 2020 年各省（自治区、直辖市）医院慢阻肺病患者应用雾化吸入治疗比例均值

8. 慢阻肺病住院患者应用全身糖皮质激素治疗比例

2020 年全国医院慢阻肺病住院患者应用全身糖皮质激素治疗比例均值为 56.33%；其中三级综合医院为 56.28%（委属委管为 31.93%，三级公立为 56.46%，三级民营为 63.83%），低于二级综合医院的 56.40%（二级公立为 55.50%，二级民营为 59.70%）。公立医院数值低于民营医院，委属委管医院比例最低（图 1-2-2-23、图 1-2-2-24）。

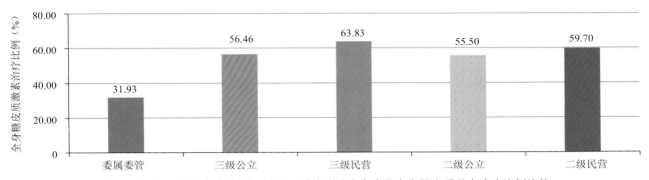

图 1-2-2-23 2020 年各类别医院慢阻肺病住院患者应用全身糖皮质激素治疗比例均值

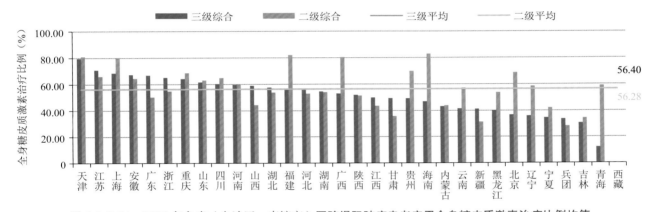

图 1-2-2-24 2020 年各省（自治区、直辖市）医院慢阻肺病患者应用全身糖皮质激素治疗比例均值

9. 慢阻肺病住院患者出院时处方了长期维持吸入药物比例

2020 年全国医院慢阻肺病住院患者出院时处方了长期维持吸入药物比例为 78.89%；其中三级综合医院为 84.90%（委属委管为 71.28%，三级公立为 85.39%，三级民营为 82.37%），高于二级综合医院的 70.43%（二级公立为 72.37%，二级民营为 63.36%）。公立医院数值高于民营医院。三级综合医院中委属委管医院比例最低且低于平均值（图 1-2-2-25、图 1-2-2-26）。

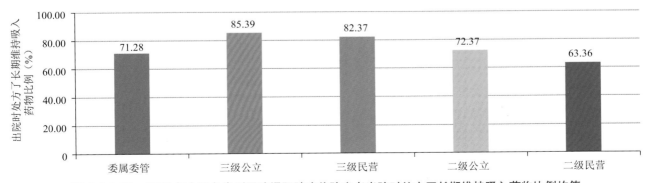

图 1-2-2-25 2020 年全国各类别医院慢阻肺病住院患者出院时处方了长期维持吸入药物比例均值

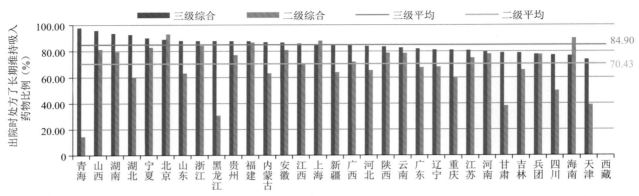

图1-2-2-26 2020年各省（自治区、直辖市）医院慢阻肺病患者出院时处方了长期维持吸入药物比例均值

（二）慢阻肺病住院患者诊治过程关键结局的质控情况

1. 慢阻肺病住院患者仅应用无创机械通气病死率

2020年全国医院慢阻肺病住院患者住院期间仅应用无创机械通气治疗的平均病死率为3.08%；其中三级综合医院为2.64%（委属委管医院为3.90%，三级公立为2.22%，三级民营为11.68%），低于二级综合医院的4.08%（二级公立为4.32%，二级民营为3.27%）（图1-2-2-27、图1-2-2-28）。

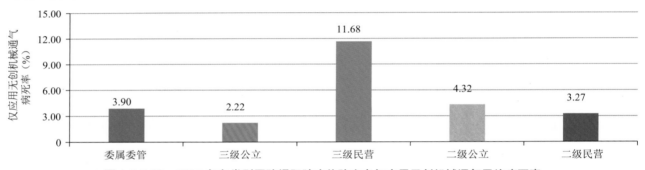

图1-2-2-27 2020年各类别医院慢阻肺病住院患者仅应用无创机械通气平均病死率

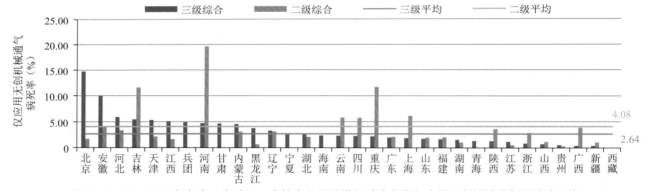

图1-2-2-28 2020年各省（自治区、直辖市）医院慢阻肺病患者仅应用无创机械通气平均病死率

2. 慢阻肺病住院患者应用有创机械通气病死率

2020年全国医院慢阻肺病住院患者住院期间应用有创机械通气的病死率为14.77%，较2019年（11.82%）有所上升，已连续3年持续升高；其中三级综合医院为14.41%（委属委管为18.09%，三级公立为13.42%，三级民营为27.29%），低于二级综合医院为15.85%（二级公立为14.85%，二级民营为19.86%）。三级综合医院各类别均较前升高，均达到近4年的最高值，委属委管医院已连续4年持续升高，三级民营医院数值最高。二级公立及二级民营医院近4年变化均呈升高趋势（图1-2-2-29～图1-2-2-32）。

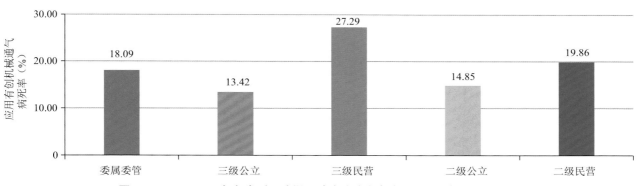

图 1-2-2-29　2020 年各类别医院慢阻肺病住院患者应用有创通气病死率均值

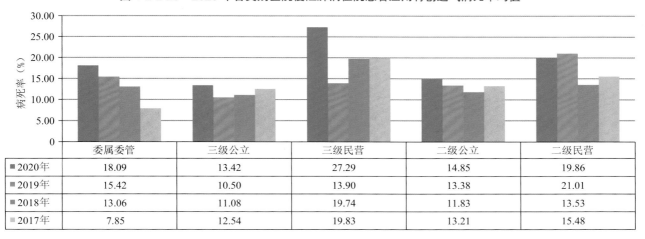

	委属委管	三级公立	三级民营	二级公立	二级民营
2020年	18.09	13.42	27.29	14.85	19.86
2019年	15.42	10.50	13.90	13.38	21.01
2018年	13.06	11.08	19.74	11.83	13.53
2017年	7.85	12.54	19.83	13.21	15.48

图 1-2-2-30　2017—2020 年各类别医院慢阻肺病住院患者应用有创通气病死率均值

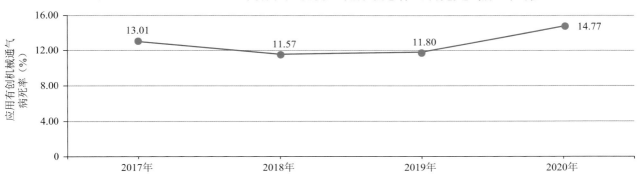

图 1-2-2-31　2017—2020 年全国医院慢阻肺病住院患者应用有创通气病死率均值

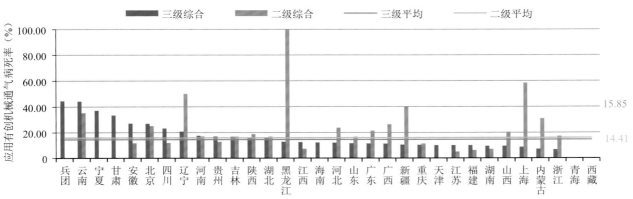

图 1-2-2-32　2020 年各省（自治区、直辖市）医院慢阻肺病住院患者应用有创通气病死率均值

（王和）

37

三、支气管哮喘医疗质量指标评估

1. 支气管哮喘住院患者例数

本次调查的 2347 家医院中共有 1185 家医院完整上报了支气管哮喘（ICD 编码 J45.0、J45.1、J45.9、J46）相关指标数据，共计 100 060 例患者，院均支气管哮喘住院患者 84 例，为近 6 年最低值。其中，三级综合医院为 103 例，高于二级综合医院的 66 例，公立医院高于民营医院，委属委管医院最高（112例），二级民营医院最低（58 例）。各类别医院院均支气管哮喘住院患者数均较 2019 年降低（表 1-2-3-1、图 1-2-3-1～图 1-2-3-4）。

表 1-2-3-1 全国各类别医院支气管哮喘住院患者数

医院类别	医院数（个）	哮喘住院患者总数（例）	院均哮喘住院患者数（例）
全国	1185	100 060	84
三级综合	585	60 162	103
委属委管	18	2 021	112
三级公立	511	53 731	105
三级民营	56	4 410	79
二级综合	600	39 898	66
二级公立	455	31 425	69
二级民营	145	8 473	58

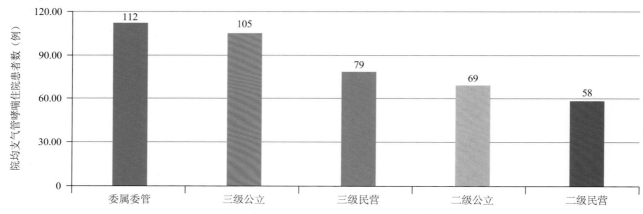

图 1-2-3-1 2020 年全国各类别医院院均支气管哮喘住院患者数

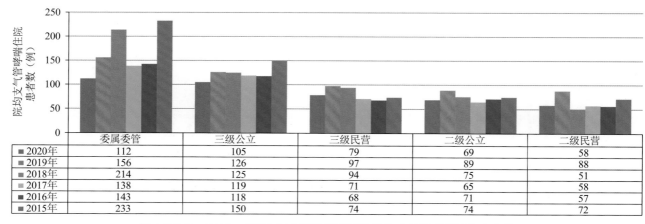

	委属委管	三级公立	三级民营	二级公立	二级民营
2020年	112	105	79	69	58
2019年	156	126	97	89	88
2018年	214	125	94	75	51
2017年	138	119	71	65	58
2016年	143	118	68	71	57
2015年	233	150	74	74	72

图 1-2-3-2 2015—2020 年全国各类别医院院均支气管哮喘住院患者数

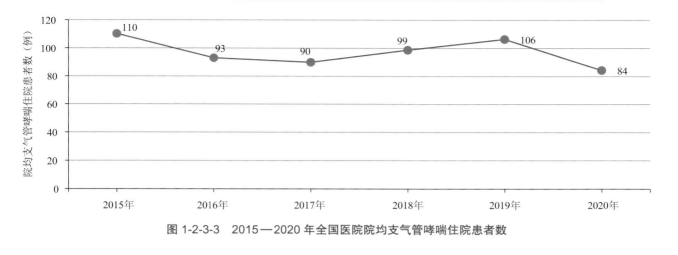

图 1-2-3-3　2015—2020 年全国医院院均支气管哮喘住院患者数

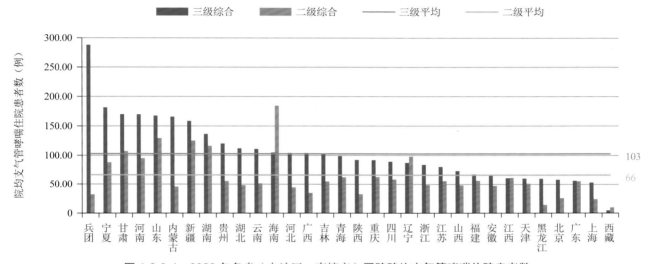

图 1-2-3-4　2020 年各省（自治区、直辖市）医院院均支气管哮喘住院患者数

2. 支气管哮喘住院患者行血气分析检查比例

2020 年全国医院支气管哮喘住院患者至少进行一次血气分析检查的平均比例为 81.68%，与 2019 年一样，较 2018 年增加。其中，三级综合医院为 86.36%，高于二级综合医院的 74.62%，公立医院高于民营医院，三级公立医院最高（87.57%），二级民营医院最低（58.33%）。委属委管医院较 2019 年增加，三级公立医院、二级公立医院连续 3 年呈上升趋势，三级民营医院为近 3 年最低值，二级民营医院连续 3 年呈下降趋势（图 1-2-3-5～图 1-2-3-8）。

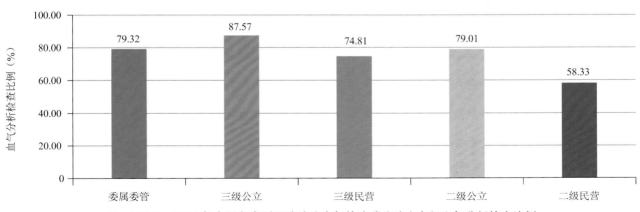

图 1-2-3-5　2020 年全国各类别医院院均支气管哮喘住院患者行血气分析检查比例

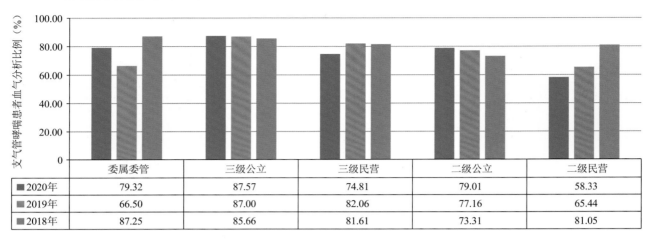

图 1-2-3-6　2018—2020 年全国各类别医院院均支气管哮喘住院患者行血气分析检查比例

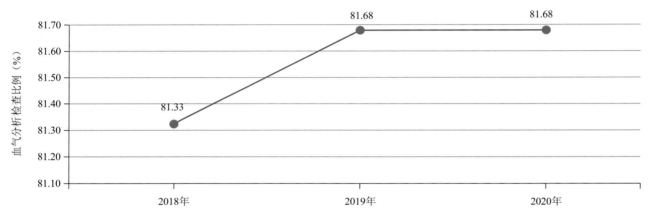

图 1-2-3-7　2018—2020 年全国医院院均支气管哮喘住院患者行血气分析检查比例

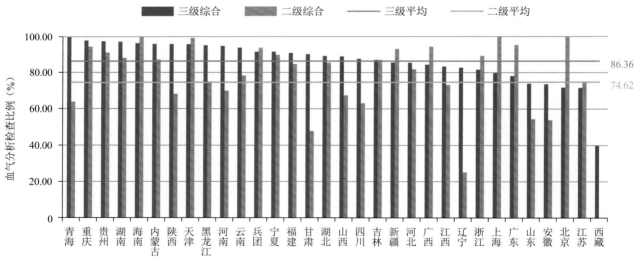

图 1-2-3-8　2020 年各省（自治区、直辖市）医院院均支气管哮喘住院患者行血气分析检查比例

3. 支气管哮喘住院患者行严重程度分级比例

2020 年全国医院支气管哮喘住院患者行严重程度分级比例为 79.61%。其中，三级综合医院为 84.99%，高于二级综合医院的 71.49%，公立医院高于民营医院，三级公立医院最高（85.49%），二级民营医院最低（70.06%）（图 1-2-3-9、图 1-2-3-10）。

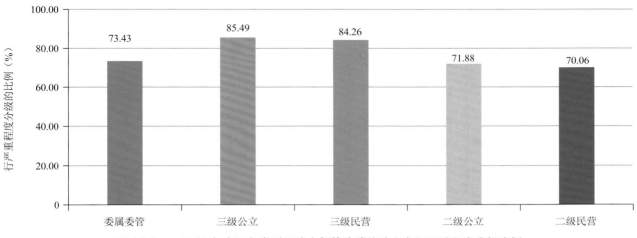

图 1-2-3-9 2020 年全国各类别医院支气管哮喘住院患者行严重程度分级比例

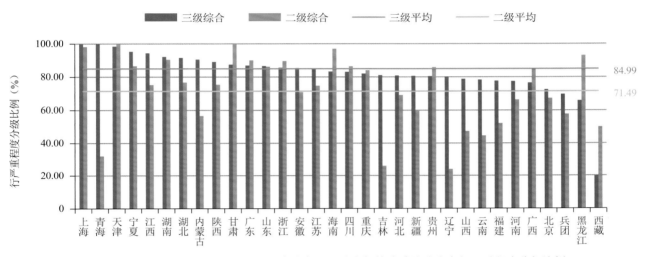

图 1-2-3-10 2020 年各省（自治区、直辖市）医院支气管哮喘住院患者行严重程度分级比例

4. 支气管哮喘住院患者行肺功能检查比例

2020 年全国医院支气管哮喘住院患者行肺功能检查比例为 72.68%。其中，三级综合医院为 78.04%，高于二级综合医院的 64.58%，公立医院高于民营医院，委属委管医院最高（78.77%），二级民营医院最低（55.74%）（图 1-2-3-11、图 1-2-3-12）。

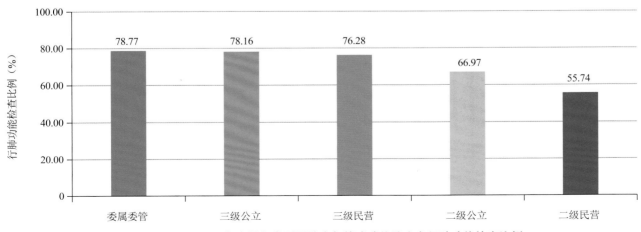

图 1-2-3-11 2020 年全国各类别医院支气管哮喘住院患者行肺功能检查比例

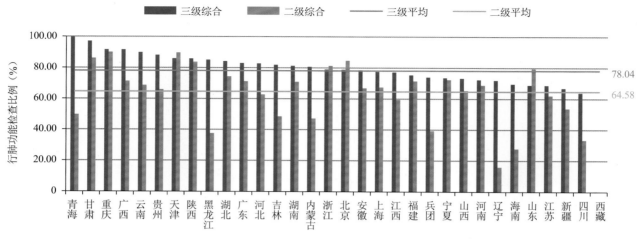

图 1-2-3-12　2020 年各省（自治区、直辖市）医院支气管哮喘住院患者行肺功能检查比例

5.支气管哮喘住院患者行血清总 IgE 检测比例

2020 年全国医院支气管哮喘住院患者行血清总 IgE 检测比例为 38.92%。其中，三级综合医院为 48.40%，高于二级综合医院的 24.63%，委属委管医院最高（81.54%），明显高于其他类别医院，二级民营医院最低（18.93%）（图 1-2-3-13、图 1-2-3-14）。

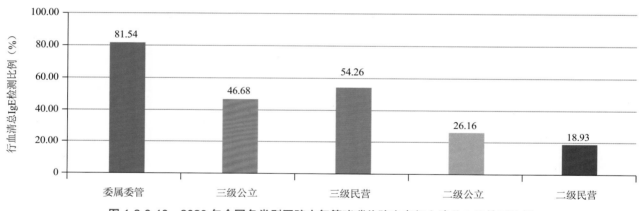

图 1-2-3-13　2020 年全国各类别医院支气管哮喘住院患者行血清总 IgE 检测比例

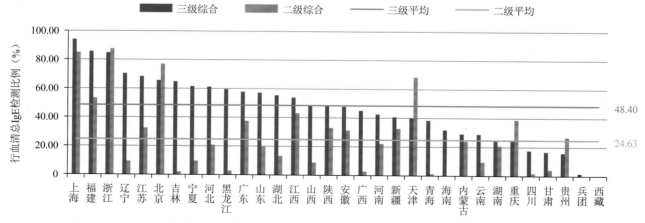

图 1-2-3-14　2020 年各省（自治区、直辖市）医院支气管哮喘住院患者进行血清总 IgE 检测比例

6.支气管哮喘住院患者应用雾化吸入支气管扩张剂治疗比例

2020 年全国医院支气管哮喘住院患者应用雾化吸入支气管扩张剂治疗比例为 91.85%。其中，三级

综合医院为 92.67%，高于二级综合医院的 90.63%，三级公立医院最高（92.59%），委属委管医院最低（87.18%）（图 1-2-3-15、图 1-2-3-16）。

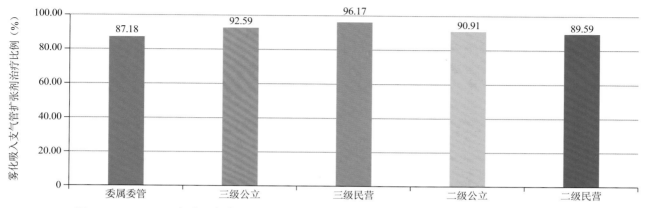

图 1-2-3-15　2020 年全国各类别医院支气管哮喘住院患者应用雾化吸入支气管扩张剂治疗比例

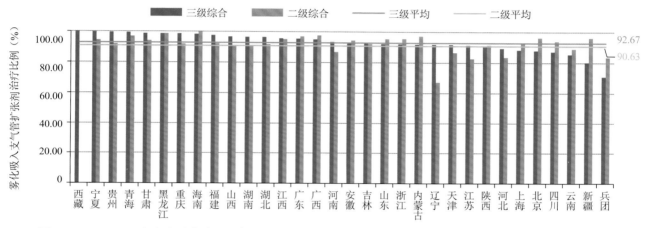

图 1-2-3-16　2020 年各省（自治区、直辖市）医院支气管哮喘住院患者应用雾化吸入支气管扩张剂治疗比例

7. 支气管哮喘住院患者应用雾化糖皮质激素治疗比例

2020 年全国医院哮喘住院患者应用雾化糖皮质激素治疗比例为 88.89%，低于 2019 年的 89.20%。其中，三级综合医院为 90.99%，高于二级综合医院的 85.72%，三级民营医院最高（94.13%），二级民营医院最低（73.33%）。三级公立医院、二级公立医院近 3 年基本持平，委属委管医院、三级民营医院较 2019 年增加，二级民营医院较 2019 年降低（图 1-2-3-17～图 1-2-3-20）。

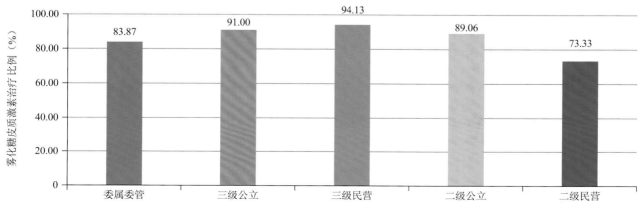

图 1-2-3-17　2020 年全国各类别医院院均支气管哮喘住院患者应用雾化糖皮质激素治疗比例

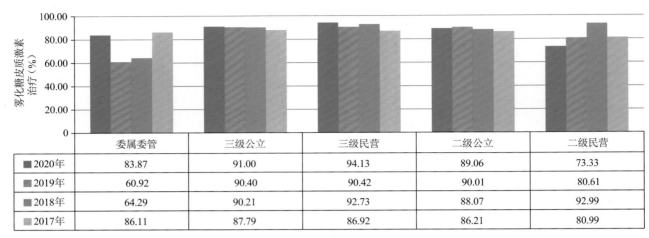

图 1-2-3-18　2017—2020 年全国各类别医院院均支气管哮喘住院患者应用雾化糖皮质激素治疗比例

	委属委管	三级公立	三级民营	二级公立	二级民营
■2020年	83.87	91.00	94.13	89.06	73.33
■2019年	60.92	90.40	90.42	90.01	80.61
▨2018年	64.29	90.21	92.73	88.07	92.99
□2017年	86.11	87.79	86.92	86.21	80.99

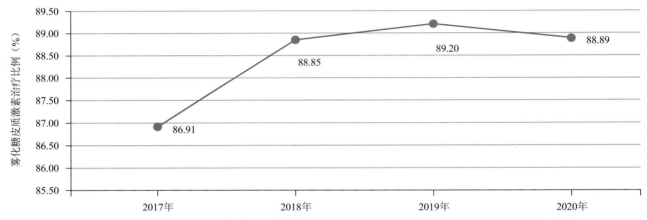

图 1-2-3-19　2017—2020 年全国医院院均支气管哮喘住院患者应用雾化糖皮质激素治疗比例

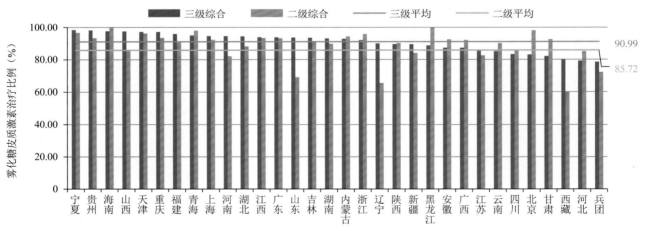

图 1-2-3-20　2020 年各省（自治区、直辖市）医院院均支气管哮喘住院患者应用雾化糖皮质激素治疗比例

8. 支气管哮喘住院患者应用全身糖皮质激素治疗比例

　　2020 年全国医院支气管哮喘住院患者应用全身糖皮质激素治疗比例为 60.66%，为近 4 年最低值。其中，三级综合医院为 60.62%，与二级综合医院的 60.71% 基本持平，委属委管医院最低（57.60%），三级民营医院最高（70.79%）。委管委属医院较 2019 年增加，三级民营医院为近 4 年最高，三级及二级公立医院、二级民营医院均为近 4 年最低（图 1-2-3-21～图 1-2-3-24）。

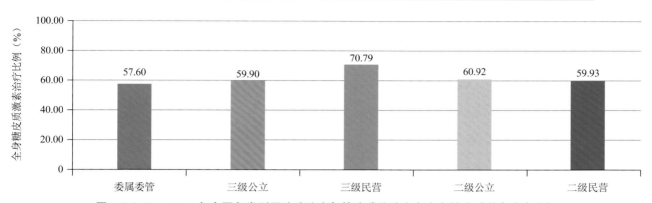

图 1-2-3-21　2020 年全国各类别医院院均支气管哮喘住院患者全身糖皮质激素治疗比例

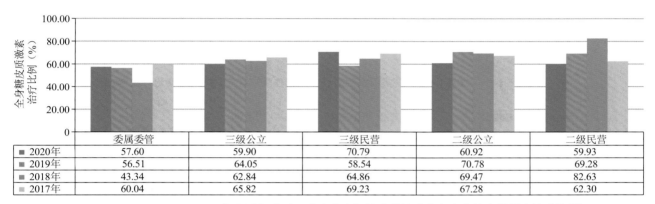

图 1-2-3-22　2017—2020 年全国各类别医院院均支气管哮喘住院患者全身糖皮质激素治疗比例

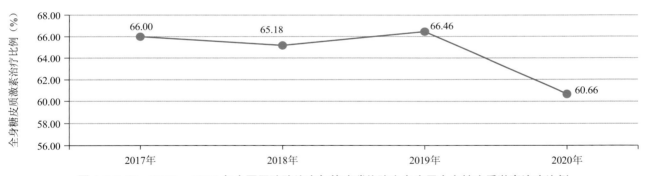

图 1-2-3-23　2017—2020 年全国医院院均支气管哮喘住院患者应用全身糖皮质激素治疗比例

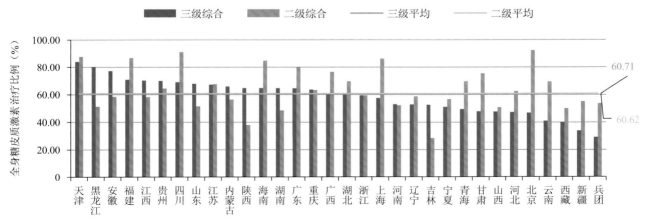

图 1-2-3-24　2020 年各省（自治区、直辖市）医院院均支气管哮喘住院患者全身糖皮质激素治疗比例

9. 支气管哮喘住院患者应用抗菌药物治疗比例

2020年全国医院支气管哮喘住院患者应用抗菌药物治疗的比例为64.00%。其中，三级综合医院为64.19%，高于二级综合医院的63.70%，公立医院低于民营医院，三级民营医院最高（77.87%），委属委管医院最低（48.99%）（图1-2-3-25、图1-2-3-26）。

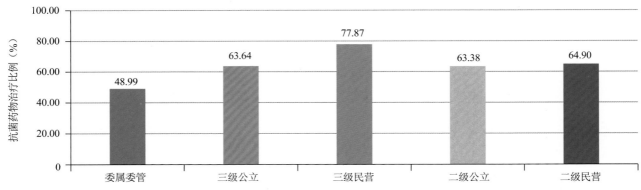

图1-2-3-25　2020年全国各类别医院支气管哮喘住院患者应用抗菌药物治疗比例

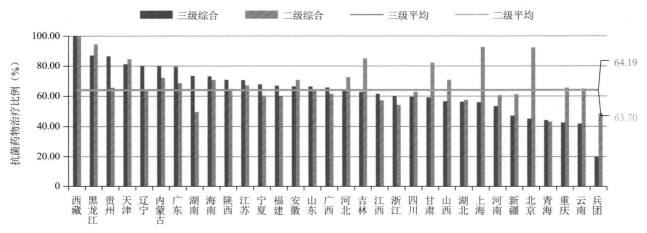

图1-2-3-26　2020年各省（自治区、直辖市）医院支气管哮喘住院患者应用抗菌药物治疗比例

10. 支气管哮喘住院患者应用无创机械通气比例

2020年全国医院支气管哮喘住院患者应用无创机械通气的平均比例为10.42%，为近4年最高值。其中，三级综合医院为11.00%，高于二级综合医院的9.56%，公立医院高于民营医院，三级公立医院最高（11.38%），二级民营医院最低（6.46%）。三级及二级公立医院为近4年最高值，委属委管医院、三级民营医院、二级民营医院较2019年下降（图1-2-3-27～图1-2-3-30）。

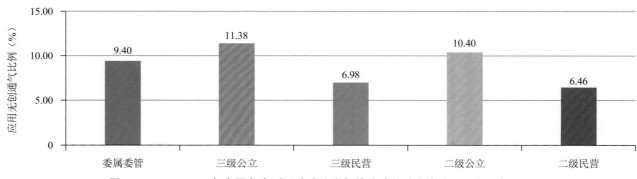

图1-2-3-27　2020年全国各类别医院院均支气管哮喘住院患者应用无创通气比例

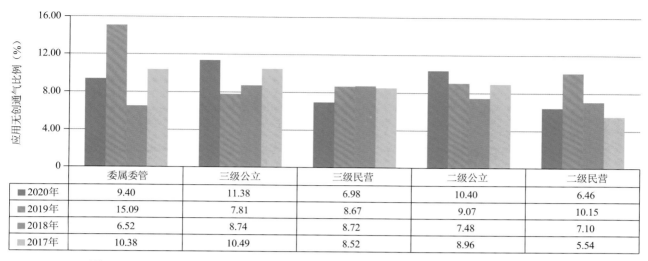

	委属委管	三级公立	三级民营	二级公立	二级民营
■2020年	9.40	11.38	6.98	10.40	6.46
■2019年	15.09	7.81	8.67	9.07	10.15
■2018年	6.52	8.74	8.72	7.48	7.10
■2017年	10.38	10.49	8.52	8.96	5.54

图 1-2-3-28　2017—2020 年全国各类别医院院均支气管哮喘住院患者应用无创通气比例

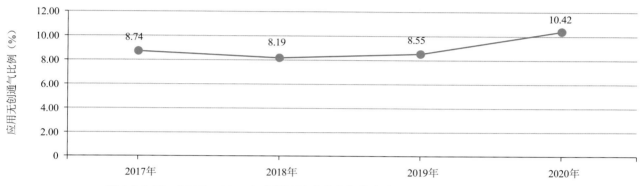

图 1-2-3-29　2017—2020 年全国医院院均支气管哮喘住院患者应用无创通气比例

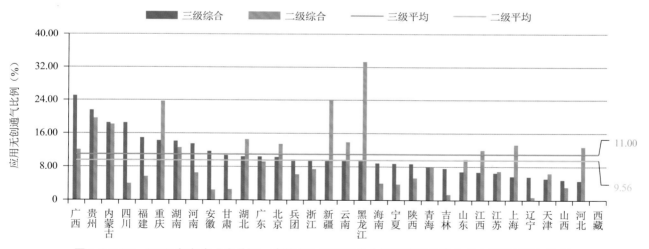

图 1-2-3-30　2020 年各省（自治区、直辖市）医院院均支气管哮喘住院患者应用无创通气比例

11. 支气管哮喘住院患者应用有创机械通气比例

2020 年全国医院支气管哮喘住院患者应用有创机械通气比例为 1.71%，低于 2019 年的 2.02%。其中，三级综合医院为 1.91%，高于二级综合医院（1.42%），三级民营医院最高（2.00%），二级民营医院最低（0.77%）。委属委管医院、三级公立医院较 2019 年增加，三级民营医院、二级综合医院均较 2019 年降低（图 1-2-3-31～图 1-2-3-34）。

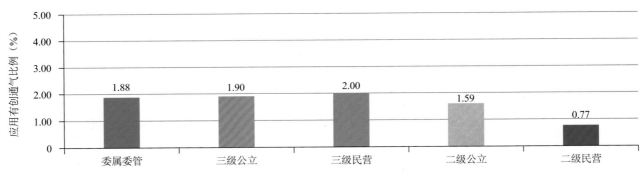

图 1-2-3-31　2020 年全国各类别医院院均支气管哮喘住院患者应用有创通气比例

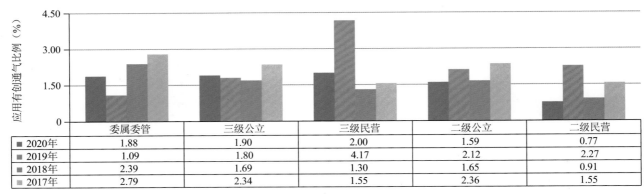

	委属委管	三级公立	三级民营	二级公立	二级民营
2020年	1.88	1.90	2.00	1.59	0.77
2019年	1.09	1.80	4.17	2.12	2.27
2018年	2.39	1.69	1.30	1.65	0.91
2017年	2.79	2.34	1.55	2.36	1.55

图 1-2-3-32　2017—2020 年全国各类别医院院均支气管哮喘住院患者应用有创通气比例

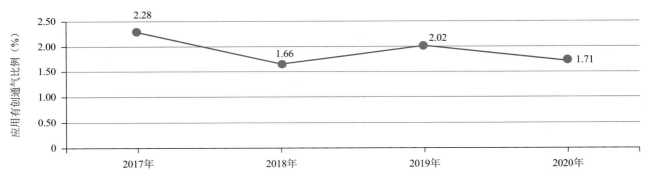

图 1-2-3-33　2017—2020 年全国医院院均支气管哮喘住院患者应用有创通气比例

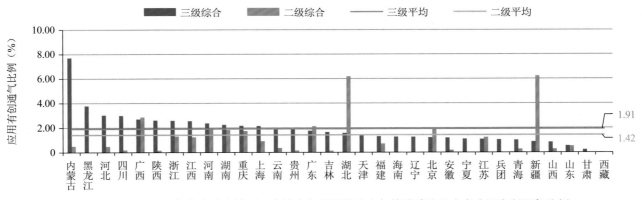

图 1-2-3-34　2020 年各省（自治区、直辖市）医院院均支气管哮喘住院患者应用有创通气比例

12. 支气管哮喘住院患者出院时处方或嘱咐使用控制药物比例

2020 年全国医院支气管哮喘住院患者出院时处方或嘱咐使用控制药物比例为 89.59%。其中，三级

综合医院为 92.92%，高于二级综合医院的 84.58%，三级民营医院最高（95.99%），二级民营医院最低（84.26%）（图 1-2-3-35、图 1-2-3-36）。

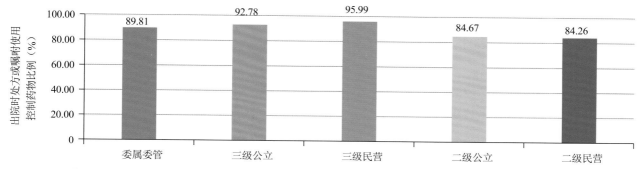

图 1-2-3-35　2020 年全国各类别医院支气管哮喘住院患者出院时处方或嘱咐使用控制药物比例

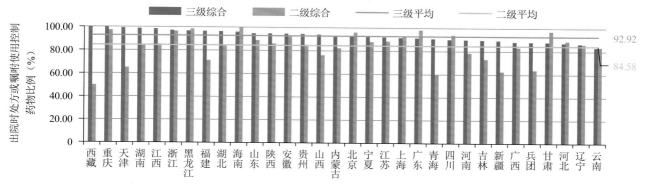

图 1-2-3-36　2020 年各省（自治区、直辖市）医院支气管哮喘住院患者出院时处方或嘱咐使用控制药物比例

（廖艺璇）

四、急性肺血栓栓塞症医疗质量指标评估

本次调查选取全国 31 个省（自治区、直辖市）及兵团的 1135 家医院登记的急性肺血栓栓塞症住院患者的数据进行分析，范围覆盖二级及以上类别的综合性医院（包括公立及民营）。2020 年全国院均急性肺血栓栓塞症住院患者 25 例，与 2019 年持平，略高于既往年份；其中三级综合医院院均急性肺血栓栓塞症住院患者 36 例，高于二级综合医院的 9 例。不同类别医院横向比较，2020 年平均急性肺血栓栓塞症住院患者数，委属委管医院明显多于其他医院，而非委属委管医院中，三级公立医院也明显多于三级民营和二级综合医院，这与过去 5 年的趋势一致。纵向比较，委属委管医院平均急性肺血栓栓塞症住院患者数较 2019 年减少，较既往年份明显增加，三级公立和三级民营医院较往年小幅增加，二级综合医院不同年份有小幅度波动（表 1-2-4-1，图 1-2-4-1~图 1-2-4-4）。

表 1-2-4-1　全国各级医院急性肺血栓栓塞症住院患者数

医院类别	医院数（个）	住院患者总数（例）	平均住院患者数（例）
全国	1135	27 888	25
三级综合	648	23 443	36
委属委管	18	1 976	110
三级公立	574	20 612	36
三级民营	56	855	15
二级综合	487	4 445	9
二级公立	389	3 712	10
二级民营	98	733	7

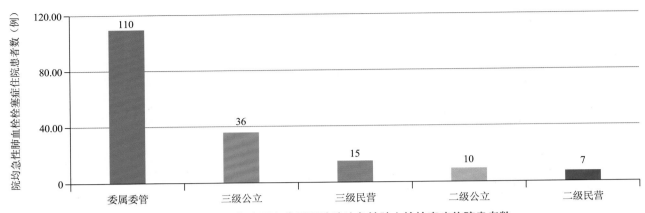

图 1-2-4-1　2020 年全国各类别医院院均急性肺血栓栓塞症住院患者数

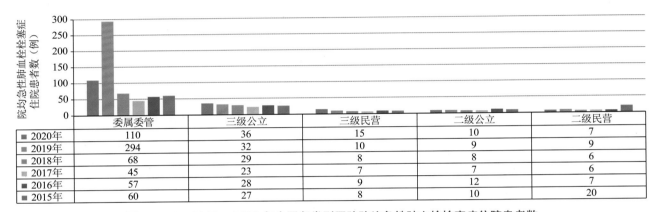

	委属委管	三级公立	三级民营	二级公立	二级民营
2020年	110	36	15	10	7
2019年	294	32	10	9	9
2018年	68	29	8	8	6
2017年	45	23	7	7	6
2016年	57	28	9	12	7
2015年	60	27	8	10	20

图 1-2-4-2　2015—2020 年全国各类别医院院均急性肺血栓栓塞症住院患者数

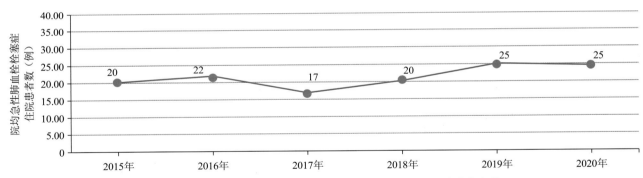

图 1-2-4-3　2015—2020 年医院院均急性肺血栓栓塞症住院患者数

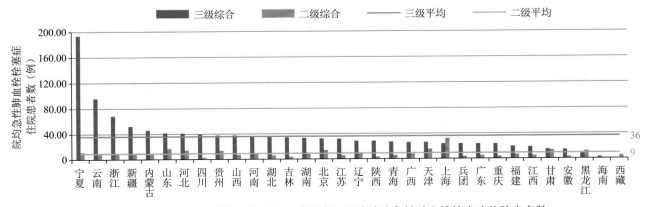

图 1-2-4-4　2020 年各省（自治区、直辖市）医院院均急性肺血栓栓塞症住院患者数

（一）急性肺血栓栓塞症住院患者诊治过程关键环节的质控情况

1. 急性肺血栓栓塞症住院患者行确诊检查比例

2020 年全国急性肺血栓栓塞症住院患者行确诊检查的比例为 90.68%，与 2019 年（90.92%）接近；其中三级综合医院为 91.17%，高于二级综合医院（88.12%）。横向比较，委属委管医院平均比例为 78.69%，是所有类别中最低，二级公立医院（87.39%）略低，三级民营医院（92.40%）、三级公立医院（92.31%）和二级民营（91.81%）均较高（图 1-2-4-5～图 1-2-4-8）。

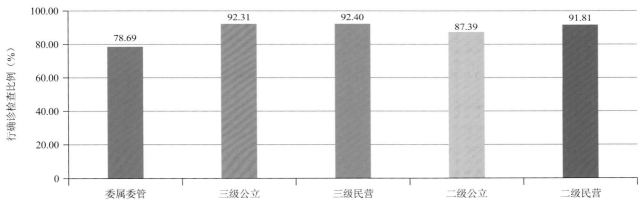

图 1-2-4-5　2020 年全国各类别医院急性肺血栓栓塞症住院患者行确诊检查比例

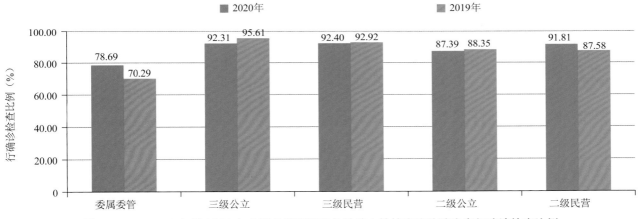

图 1-2-4-6　2019 年及 2020 年全国各类别医院急性肺血栓栓塞症住院患者行确诊检查比例

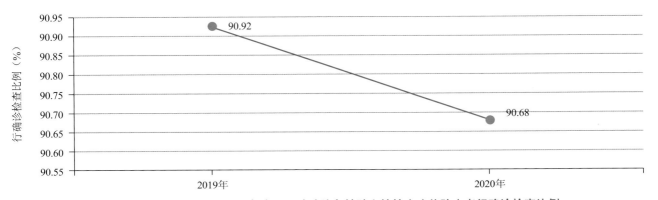

图 1-2-4-7　2019 年及 2020 年全国医院院均急性肺血栓栓塞症住院患者行确诊检查比例

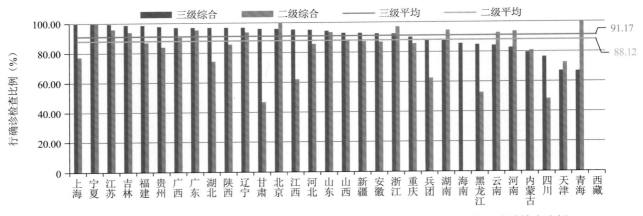

图 1-2-4-8 2020 年各省（自治区、直辖市）医院急性肺血栓栓塞症住院患者行确诊检查比例

2. 急性肺血栓栓塞症住院患者行深静脉血栓相关检查比例

2020 年全国急性肺血栓栓塞症住院患者行深静脉血栓相关检查的比例为 91.37%，高于 2019 年（87.74%）；其中三级综合医院为 91.93%，高于二级综合医院（88.44%）。横向比较，除二级公立医院（89.60%）和二级民营医院（82.54%）略低外，委属委管、三级公立和三级民营医院均达到 90% 以上（图 1-2-4-9～图 1-2-4-12）。

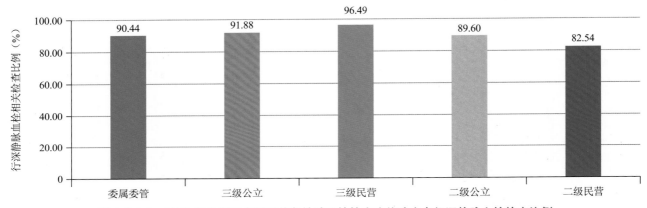

图 1-2-4-9 2020 年全国各类别医院急性肺血栓栓塞症住院患者行深静脉血栓检查比例

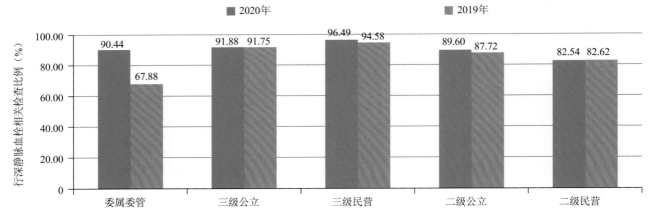

图 1-2-4-10 2019 年及 2020 年全国各类别医院急性肺血栓栓塞症住院患者行深静脉血栓相关检查比例

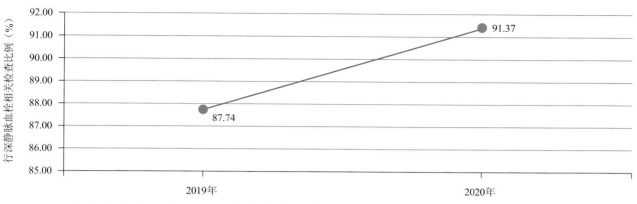

图 1-2-4-11 2019 年及 2020 年全国院均急性肺血栓栓塞症住院患者行深静脉血栓相关检查比例

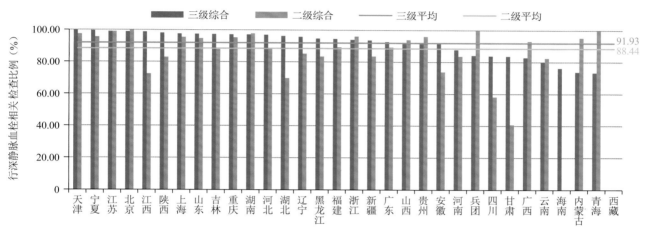

图 1-2-4-12 2020 年各省（自治区、直辖市）医院急性肺血栓栓塞症住院患者行深静脉血栓相关检查比例

3. 急性肺血栓栓塞症住院患者行危险因素分层相关检查比例

2020 年全国急性肺血栓栓塞症住院患者行危险因素分层相关检查比例为 90.42%，与 2019 年（90.68%）接近；其中三级综合医院为 91.98%，高于二级综合医院（82.16%）。横向比较，委属委管医院（97.42%）、三级公立医院（91.55%）和三级民营医院（89.71%）比例较高且均高于 2019 年，二级公立（84.40%）和二级民营医院（70.80%）较低且均低于 2019 年（图 1-2-4-13～图 1-2-4-16）。

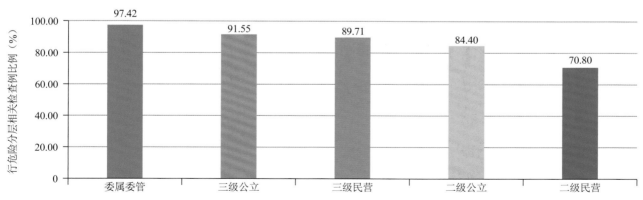

图 1-2-4-13 2020 年全国各类别医院急性肺血栓栓塞症住院患者行危险因素分层相关检查比例

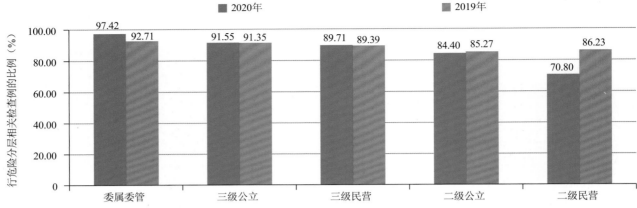

图 1-2-4-14　2019 年及 2020 年全国各类别医院急性肺血栓栓塞症住院患者行危险分层相关检查比例

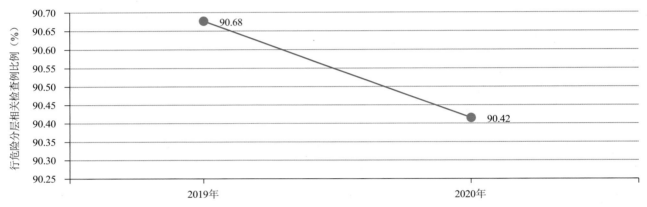

图 1-2-4-15　2019 年及 2020 年全国医院院均急性肺血栓栓塞症住院患者行危险分层相关检查比例

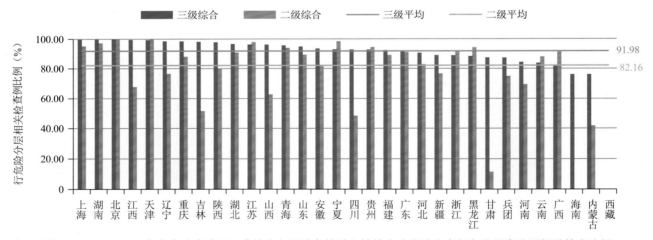

图 1-2-4-16　2020 年各省（自治区、直辖市）医院急性肺血栓栓塞症住院患者行危险因素分层相关检查比例

4. 急性肺血栓栓塞症住院患者住院期间溶栓治疗比例

2020 年全国急性肺血栓栓塞症住院患者住院期间溶栓治疗比例为 7.30%，该比例连续 6 年呈下降趋势。横向比较，委属委管医院（6.58%）和三级公立医院（5.74%）较低，三级民营医院（12.63%）和二级公立医院（13.28%）居中，二级民营医院（16.64%）最高（图 1-2-4-17～图 1-2-4-20）。

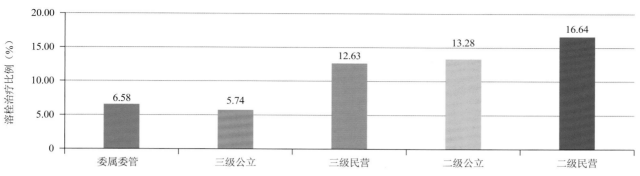

图 1-2-4-17　2020 年全国各类别医院急性肺血栓栓塞症住院患者溶栓治疗比例

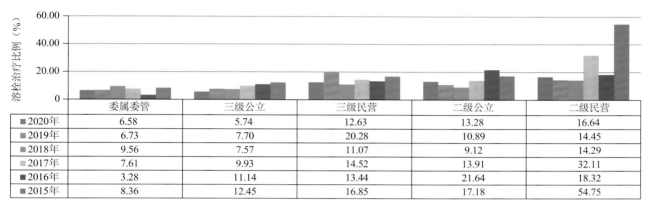

	委属委管	三级公立	三级民营	二级公立	二级民营
2020年	6.58	5.74	12.63	13.28	16.64
2019年	6.73	7.70	20.28	10.89	14.45
2018年	9.56	7.57	11.07	9.12	14.29
2017年	7.61	9.93	14.52	13.91	32.11
2016年	3.28	11.14	13.44	21.64	18.32
2015年	8.36	12.45	16.85	17.18	54.75

图 1-2-4-18　2015—2020 年全国各类别医院院均急性肺血栓栓塞症住院患者溶栓治疗比例

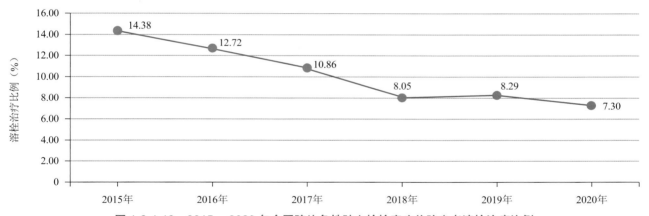

图 1-2-4-19　2015—2020 年全国院均急性肺血栓栓塞症住院患者溶栓治疗比例

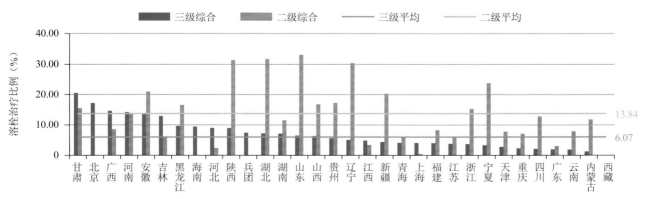

图 1-2-4-20　2020 年各省（自治区、直辖市）医院院均急性肺血栓栓塞症住院患者溶栓治疗比例

5. 急性肺血栓栓塞症住院患者住院期间抗凝治疗比例

2020年全国急性肺血栓栓塞症住院患者住院期间抗凝治疗比例为94.12%，其中三级综合医院为95.15%，高于二级综合医院（88.71%）。横向比较，二级民营医院（74.35%）最低且较既往4年下降，其他各类别医院该比例均较高（图1-2-4-21～图1-2-4-24）。

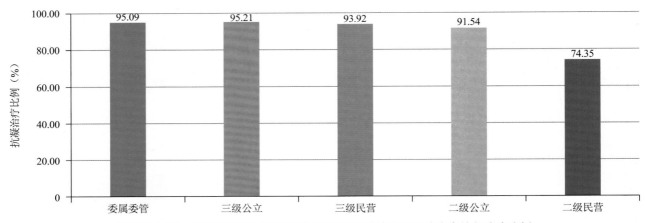

图 1-2-4-21　2020 年全国各类别医院急性肺血栓栓塞症住院患者抗凝治疗比例

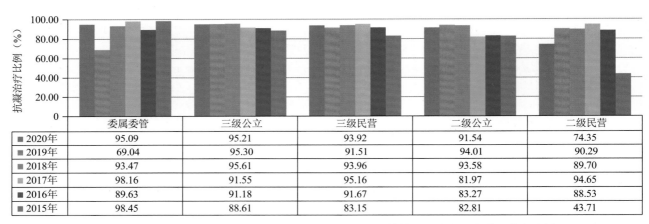

	委属委管	三级公立	三级民营	二级公立	二级民营
2020年	95.09	95.21	93.92	91.54	74.35
2019年	69.04	95.30	91.51	94.01	90.29
2018年	93.47	95.61	93.96	93.58	89.70
2017年	98.16	91.55	95.16	81.97	94.65
2016年	89.63	91.18	91.67	83.27	88.53
2015年	98.45	88.61	83.15	82.81	43.71

图 1-2-4-22　2015—2020 年全国各类别医院急性肺血栓栓塞症住院患者抗凝治疗比例

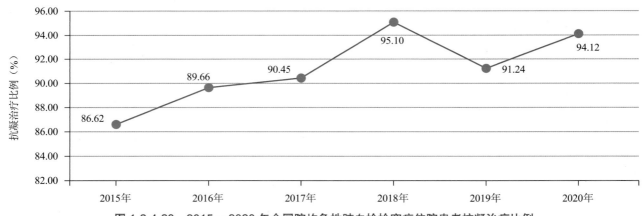

图 1-2-4-23　2015—2020 年全国院均急性肺血栓栓塞症住院患者抗凝治疗比例

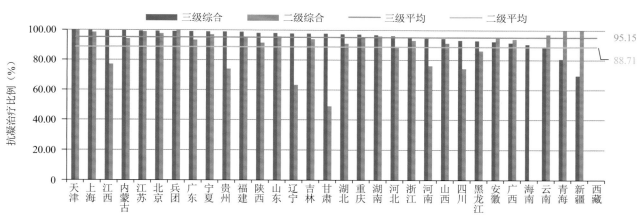

图 1-2-4-24　2020 年各省（自治区、直辖市）医院急性肺血栓栓塞症住院患者抗凝治疗比例

6. 急性肺血栓栓塞症住院患者行溶栓治疗的高危患者比例

2020 年全国急性肺血栓栓塞症住院患者行溶栓治疗的高危患者比例为 68.14%，略高于 2019 年（66.65%）；其中三级综合医院比例为 74.12%，高于二级综合医院（54.31%）。横向比较，委属委管医院（89.23%）最高，三级公立医院（72.89%）和三级民营医院（69.44%）居中，二级公立医院（53.55%）和二级民营医院（57.38%）较低（图 1-2-4-25～图 1-2-4-28）。

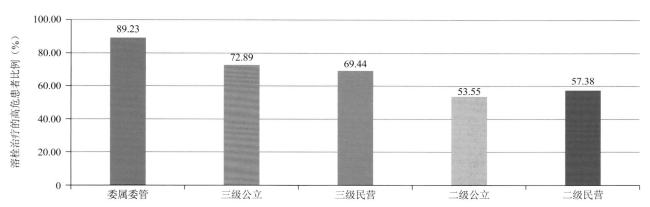

图 1-2-4-25　2020 年全国各类别医院急性肺血栓栓塞症住院患者行溶栓治疗的高危患者比例

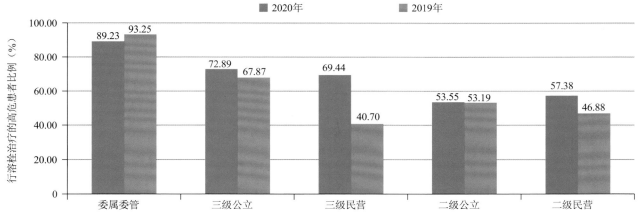

图 1-2-4-26　2019 年及 2020 年全国各类别医院急性肺血栓栓塞症住院患者行溶栓治疗的高危患者比例

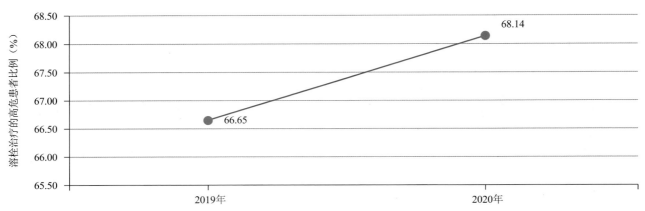

图 1-2-4-27　2019 年及 2020 年全国院均急性肺血栓栓塞症住院患者行溶栓治疗的高危患者比例

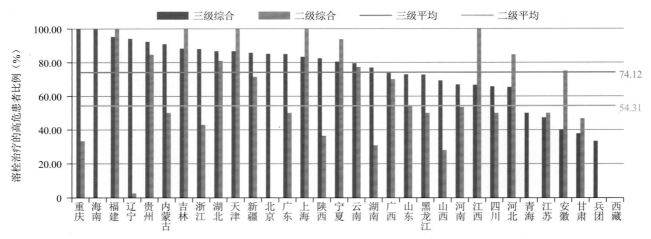

图 1-2-4-28　2020 年各省（自治区、直辖市）医院急性肺血栓栓塞症住院患者行溶栓治疗的高危患者比例

7. 急性肺血栓栓塞症住院患者出院后继续抗凝治疗比例

2020 年全国急性肺血栓栓塞症住院患者出院后继续抗凝治疗比例为 92.28%；其中三级综合医院为 93.84%，高于二级综合医院（84.07%）。横向比较，委属委管医院（93.59%）、三级公立医院（93.82%）和三级民营医院（90.76%）均较高，二级公立医院（85.56%）较低，二级民营医院（76.53%）最低（图 1-2-4-29、图 1-2-4-30）。

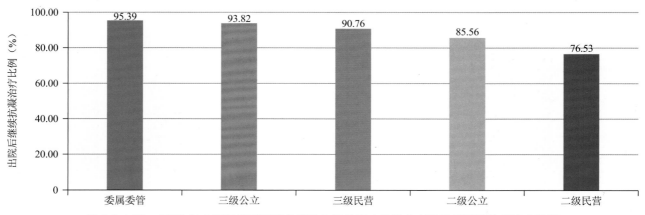

图 1-2-4-29　2020 年全国各类别医院急性肺血栓栓塞症住院患者出院后继续抗凝治疗比例

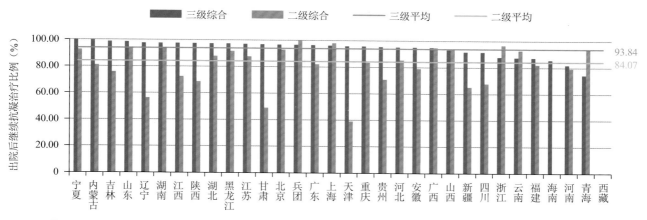

图 1-2-4-30　2020 年各省（自治区、直辖市）医院急性肺血栓栓塞症住院患者出院后继续抗凝治疗比例

（二）急性肺血栓栓塞症住院患者诊治过程关键结局的质控情况

2020 年全国急性肺血栓栓塞症住院患者治疗过程中发生大出血比例为 0.52%，其中三级综合医院为 0.48%，低于二级综合医院（0.76%）。横向比较，委属委管医院（1.11%）、三级民营医院（0.94%）和二级民营医院（1.36%）较高，三级公立医院（0.40%）和二级公立医院（0.65%）较低。各省（自治区、直辖市）方面，兵团的二级综合医院该比例明显高于其他地区，分析数据发现兵团仅 2 家二级综合医院纳入分析，共纳入 8 例急性肺血栓栓塞症住院患者，其中 2 例于治疗过程中发生大出血，该比例明显升高（图 1-2-4-31）。

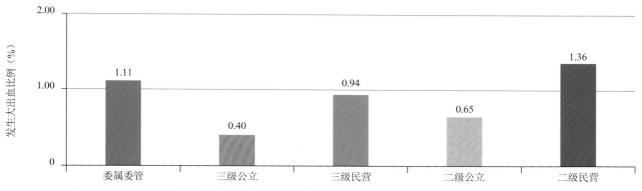

图 1-2-4-31　2020 年全国各类别医院急性肺血栓栓塞症住院患者治疗过程中发生大出血比例

五、肺结核医疗质量指标评估

1. 肺结核住院患者数

本次调查选取全国 31 个省（自治区、直辖市）及兵团的 1463 家医院登记的 92 717 例肺结核住院患者的数据进行分析，范围覆盖二级及以上类别的综合性医院（包括公立及民营）。

2020 年全国院均肺结核住院患者例为 63 例，三级综合医院为 71 例，二级综合医院为 56 例。横向比较，委属委管医院明显多于其他医院，非委属委管医院中公立医院明显多于民营医院（图 1-2-5-1、图 1-2-5-2）。

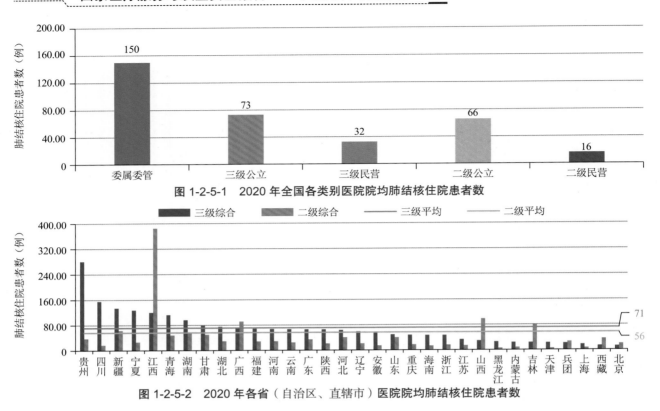

图 1-2-5-1　2020 年全国各类别医院院均肺结核住院患者数

图 1-2-5-2　2020 年各省（自治区、直辖市）医院院均肺结核住院患者数

2. 病原学结果为阳性的肺结核住院患者比例

2020 年全国肺结核住院患者病原学结果为阳性的比例为 38.36%；其中三级综合医院为 45.29%，高于二级综合医院（29.61%）。横向比较，三级民营医院（60.68%）为所有类别中最高，委属委管医院及二级公立医院比例偏低，三级公立医院及二级民营医院比例居中（图 1-2-5-3、图 1-2-5-4）。

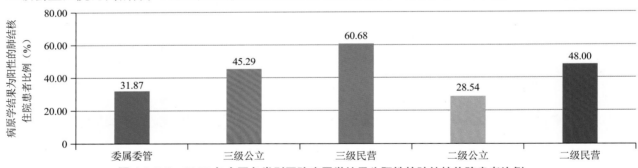

图 1-2-5-3　2020 年全国各类别医院病原学结果为阳性的肺结核住院患者比例

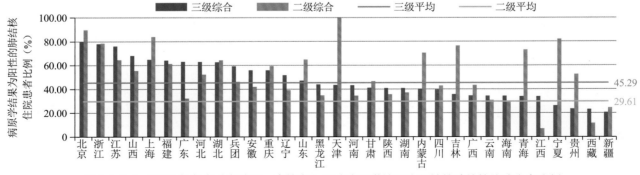

图 1-2-5-4　2020 年各省（自治区、直辖市）医院病原学结果为阳性的肺结核住院患者比例

（杜小曼）

六、支气管镜检查医疗质量指标评估

（一）可弯曲支气管镜检查关键环节的质控情况

1.呼吸科可弯曲支气管镜检查患者数

本次调查的 2347 家医院中共有 1356 家医院完整上报了支气管镜检查相关指标数据，共计 712 673 例患者，院均支气管镜受检患者数为 526 例，低于 2019 年的 551 例、2018 年的 541 例，高于 2017 年的 516 例。其中，三级综合医院院均 802 例，明显高于二级综合医院的 175 例，公立医院高于民营医院，委管委属医院最高（2365 例），二级民营医院最低（118 例）。委属委管医院较 2019 年增加，三级公立医院连续 4 年呈上升趋势，三级民营医院与 2019 年基本持平，二级公立及民营医院为近 3 年最低值（表 1-2-6-1，图 1-2-6-1～图 1-2-6-4）。

表 1-2-6-1　全国各类别医院支气管镜检患者数

医院类别	医院数（个）	患者总数（例）	平均患者数（例）
全国	1356	712 673	526
三级综合	759	608 405	802
委属委管	19	44 940	2365
三级公立	668	541 767	811
三级民营	72	21 698	301
二级综合	597	104 268	175
二级公立	487	91 290	187
二级民营	110	12 978	118

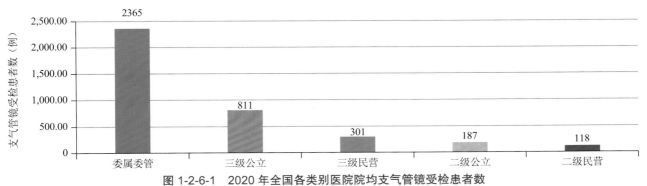

图 1-2-6-1　2020 年全国各类别医院院均支气管镜受检患者数

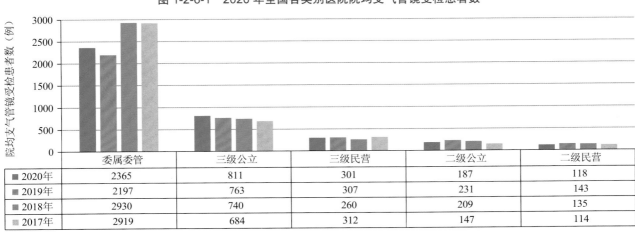

	委属委管	三级公立	三级民营	二级公立	二级民营
2020年	2365	811	301	187	118
2019年	2197	763	307	231	143
2018年	2930	740	260	209	135
2017年	2919	684	312	147	114

图 1-2-6-2　2017—2020 年全国各类别医院院均支气管镜受检患者数

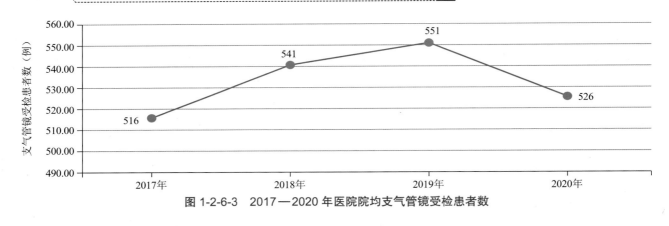

图 1-2-6-3　2017—2020 年医院院均支气管镜受检患者数

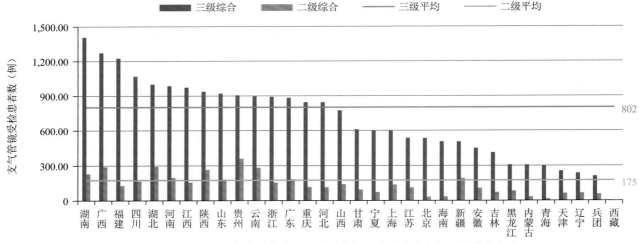

图 1-2-6-4　2020 年各省（自治区、直辖市）医院院均支气管镜受检患者数

2. 呼吸科支气管镜病理活检比例

2020 年全国呼吸科支气管镜病理活检比例为 35.49%，为近 4 年最低值。其中，三级综合医院为 36.22%，高于二级综合医院的 31.19%，委属委管医院最高（45.60%），二级公立医院最低（30.42%）。委属委管医院、三级公立医院较 2019 年下降，三级民营医院、二级公立及民营医院连续 3 年呈上升趋势，但均低于 2017 年（图 1-2-6-5～图 1-2-6-8）。

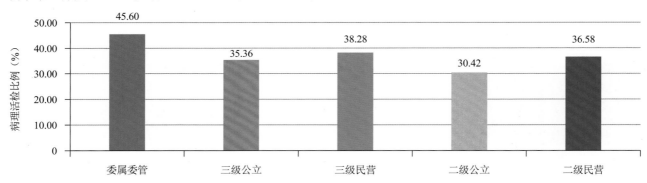

图 1-2-6-5　2020 年全国各类别医院院均支气管镜病理活检比例

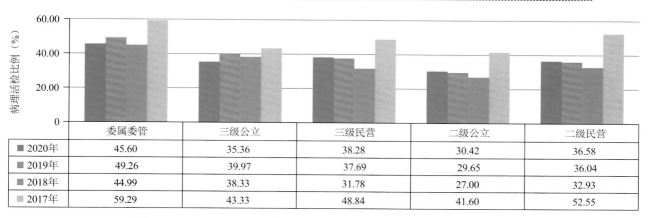

图 1-2-6-6　2017—2020 年全国各类别医院院均支气管镜病理活检比例

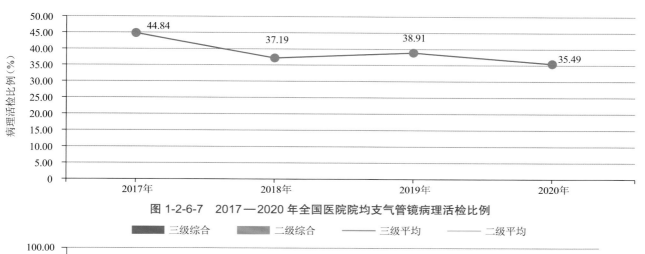

图 1-2-6-7　2017—2020 年全国医院院均支气管镜病理活检比例

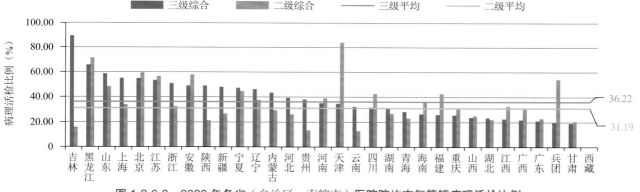

图 1-2-6-8　2020 年各省（自治区、直辖市）医院院均支气管镜病理活检比例

（二）可弯曲支气管镜检查关键结局的质控情况

1. 呼吸科可弯曲支气管镜检查相关严重并发症比例

2020 年全国支气管镜检查相关严重并发症比例为 0.10%，低于 2019 年的 0.24%。其中，三级综合医院为 0.08%，低于二级综合医院的 0.24%，三级公立医院、三级民营医院最低，均为 0.07%，二级民营医院最高（0.86%）。委属委管医院、二级民营医院较 2019 年增加，三级公立医院、二级公立医院较 2019 年降低，三级民营医院近两年持平（图 1-2-6-9～图 1-2-6-12）。

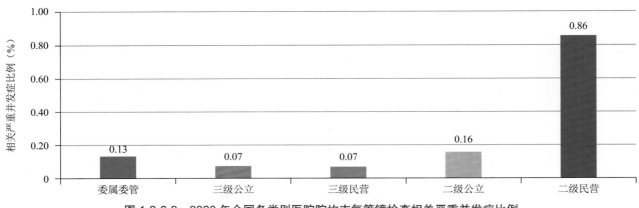

图 1-2-6-9　2020 年全国各类别医院院均支气管镜检查相关严重并发症比例

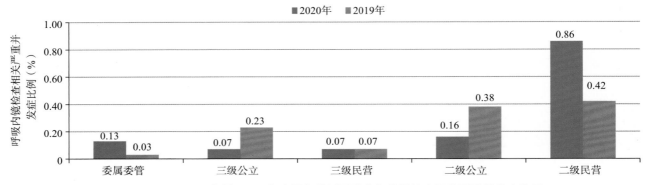

图 1-2-6-10　2019 年及 2020 年全国各类别医院支气管镜检查相关严重并发症比例

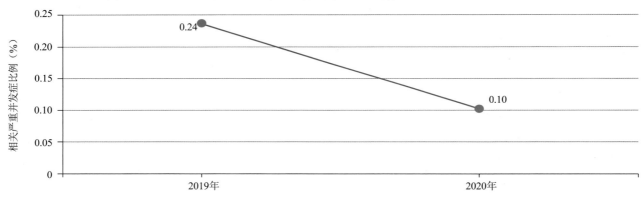

图 1-2-6-11　2019 年及 2020 年全国医院院均镜检查相关严重并发症比例

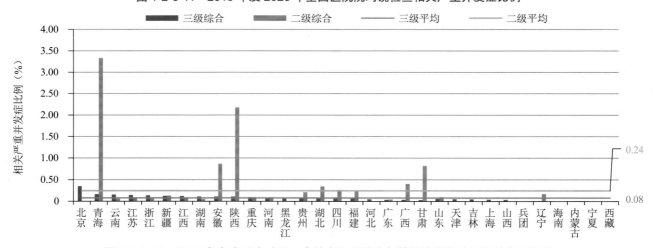

图 1-2-6-12　2020 年各省（自治区、直辖市）医院支气管镜检查相关严重并发症比例

2. 呼吸科支气管镜检查操作相关死亡率

2020 年全国呼吸科支气管镜检查操作相关死亡率为 0.006%，高于 2019 年的 0.004%，与 2018 年、2017 年持平。其中，三级综合医院为 0.004%，低于二级综合医院的 0.018%，二级公立医院最高（0.019%），委属委管医院最低（0.000%）（图 1-2-6-13～图 1-2-6-15）。

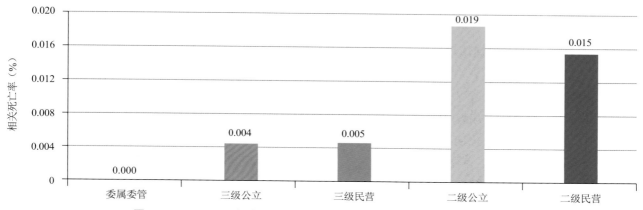

图 1-2-6-13　2020 年全国各类别医院院均支气管镜检查操作相关死亡率

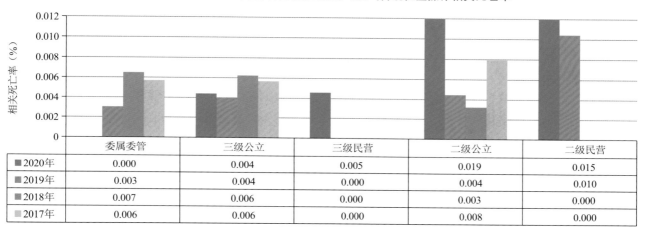

	委属委管	三级公立	三级民营	二级公立	二级民营
2020年	0.000	0.004	0.005	0.019	0.015
2019年	0.003	0.004	0.000	0.004	0.010
2018年	0.007	0.006	0.000	0.003	0.000
2017年	0.006	0.006	0.000	0.008	0.000

图 1-2-6-14　2017—2020 年全国各类别医院院均支气管检查镜操作相关死亡率

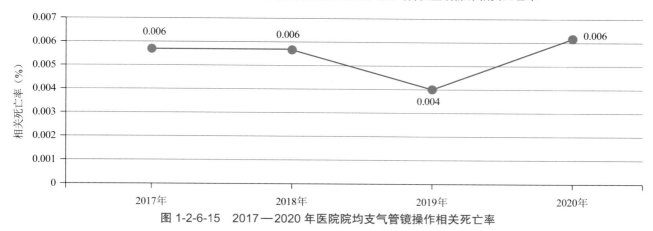

图 1-2-6-15　2017—2020 年医院院均支气管镜操作相关死亡率

（廖艺璇）

第三节　问题分析及工作重点

一、质控工作总体问题及工作重点

1. 对质控工作认知程度不足

医疗质量的重要性尚未得到普及，从而限制了质控工作的开展。应认识到除临床指南外，医疗流程的不断优化和医院管理的精细化、信息化对于改善患者的安全和预后起到指南和标准不可替代的作用。尽快加强对医疗质量和安全关键指标的监测，是规范医疗行为和提高医疗水平的重要途径和方法。通过对医疗质量的结构指标、过程指标、结果指标每个环节的监测，可以起到总结、提炼、提高医疗质量的经验，发现问题、发现医疗隐患，为政府决策提供重要的信息，促进医疗进步，减少医疗风险等作用。

2. 不均衡性强，同质化标准化差

优质资源明显集中于三级综合医院，患者选择倾向于三级综合医院，导致级别高的医院中医护人员压力大、人员相对不足问题突出。应平衡二级、三级综合医院之间的医疗水平的差异，提高二级综合医院医疗水平，减轻三级综合医院压力。做好二级、三级综合医院之间的转诊分流。从国家层面加强对慢性呼吸系统疾病防治的重视，加大对慢性呼吸系统疾病培训力度，特别是针对基层医生，切实推动基层慢性呼吸系统疾病防治体系和能力建设。以基础医疗质量为抓手，以慢性病为突破口，推动分级诊疗，逐步实现基层首诊、双向转诊。应用质量管理和控制指标引领基层慢阻肺病防治体系和能力建设。

3. 信息化程度低

质控工作要提高信息化程度，真正从系统中直接提取数据和动态监测，才能真正实现客观评价。切实实施卫生信息的数字化和标准化，实现信息共享，服务于医疗质量和安全的监测，服务于呼吸系统疾病的质控、呼吸疾病诊治关键技术的质控及呼吸学科人才的培养。

4. 下一步工作重点

继续推动《国家呼吸内科专业医疗质量控制指标（2019 年版）》的落实。加强省级质控中心建设工作，在各省级呼吸医疗质控中心配合下，做好二级、三级综合医院的分级质控。加大对呼吸系统疾病，特别是常见病、多发病、慢性病的培训力度。加强对二级综合医院呼吸系统疾病整体医疗水平的提升，使二级综合医院逐步承担起呼吸系统常见病的诊疗工作；加强对民营医院在慢性呼吸系统疾病诊治方面的质量监管，提高其慢性呼吸系统疾病的诊疗水平。应用质量和控制指标推动呼吸系统疾病防治体系和能力建设。

二、各疾病相关医疗质量问题及工作重点

1. 社区获得性肺炎（CAP）

（1）本年度纳入的 2347 家医院中，仅有 777 家医院完整上报了 CAP 数据，为近 6 年来最低，因此需要继续加强各单位数据填报前的培训工作。

（2）CAP 住院患者严重程度评估及病原学检查：CAP 住院患者严重程度评估方面，二级公立、二级民营医院均较去年明显升高。病原学检查方面，二级民营医院较前 5 年明显升高，提示二级综合医院CAP 诊断规范性有所提高。

（3）CAP 低危患者住院率：民营医院高于公立医院，委属委管医院最低。考虑民营医院在 CAP 住院指征把握上有待加强。

（4）ICU 入住率：委属委管医院最高，2020 年 ICU 入住率为近 6 年中最高；三级综合医院及二级综合医院中均为湖北最高。

（5）应用无创机械通气和有创机械通气：均为委属委管医院最高，其次是三级公立医院，符合三级综合医院收治危重患者较多的趋势，同时也考虑与新冠肺炎疫情有关。

（6）非 ICU 住院患者使用 β 内酰胺类抗菌药物联合喹诺酮类药物：委属委管医院最低，二级民营医院最高。民营医院高于同级别公立医院，民营医院的 CAP 抗感染治疗规范性仍有待培训加强。

2. 慢性阻塞性肺疾病（慢阻肺病）急性加重

（1）本年度纳入的 2347 家医院中，共有 1093 家医院完整上报了慢阻肺病急性加重相关数据，较 2019 年度的 1255 家明显减少，可分析样本量减少，尤其是西藏自治区无一家医院完整上报数据；青海省仅 3 家三级综合医院，宁夏回族自治区仅有 4 家二级综合医院，全国 44 家委属委管医院中仅有 19 家医院完整上报数据。因此需要继续加强各单位数据填报的培训工作。

（2）本年度新纳入 4 个过程指标：胸部影像学检查比例、超声心动图检查比例、全身应用糖皮质激素治疗比例、出院时处方长期维持吸入药物比例。①住院期间胸部影像学检查，三级综合医院低于二级综合医院，公立医院低于民营医院，委属委管医院比例最低，低于全国平均水平，可能与三级综合医院尤其是委属委管医院收治的慢阻肺病患者在入院前已经在其他医院诊治并行胸部影像学检查有关，需要今后数据上报时进一步沟通明确。②超声心动图检查比例，三级综合医院高于二级综合医院，公立医院较民营医院高，委属委管医院比例最高，反映了三级综合医院和公立医院对于慢阻肺病诊治过程中并发症的评估及鉴别诊断的评估更规范，但三级综合医院的平均值仅 76.33%，二级综合医院平均值仅 68.28%，仍有很大的改进空间。③应用全身糖皮质激素治疗比例仅 56.33%，三级综合医院的平均值为 56.28%，二级综合医院的平均值 56.40%，均较低。而慢阻肺病急性加重需要住院治疗的患者，应该使用全身糖皮质激素治疗，因此还需进一步加强各级各类别医院慢阻肺病急性加重住院治疗规范诊治的培训。④出院时处方了长期维持吸入药物比例，委属委管医院低于全国平均值，二级综合医院尤其是二级民营医院仅有 63.36%，而三级公立医院和三级民营医院均＞ 80%，因此需要针对二级综合医院进行规范化诊治的培训。

（3）住院患者有创机械通气治疗的病死率：三级民营医院高达 27.29%，明显高于三级综合医院的 14.41%，其中濮阳市油田总医院（38.3%），淮南新华集团新华医院（60%），厦门长庚医院（63.6%），广州中医药大学金沙洲医院（50%），云南圣约翰医院（50%）均明显高于全国平均水平，需要重点关注；二级综合医院中因使用有创机械通气治疗患者较少，住院病死率较高，提示需要积极向三级综合医院转诊。

3. 支气管哮喘

（1）受新冠肺炎疫情影响，2020 年全国院均支气管哮喘住院人数为近 6 年最低值。

（2）提高支气管哮喘诊断与评估的规范性：支气管哮喘住院患者行严重程度分级、血气分析检查、肺功能检查、血清总 IgE 监测的比例三级综合医院均高于二级综合医院。其中，血气分析检查比例民营医院较往年下降，血清总 IgE 委属委管医院明显高于其他类别医院，二级综合医院最低，存在较大差异，各级医院尤其是二级综合医院、民营医院还需进一步提高支气管哮喘诊断与评估的规范性。

（3）提高支气管哮喘治疗的规范性：支气管哮喘住院患者应用无创机械通气比例，三级综合医院高于二级综合医院，公立医院高于民营医院。应用有创机械通气比例，三级综合医院高于二级综合医院，其中委属委管医院、三级公立医院较 2019 年增加，三级民营医院、二级综合医院较 2019 年降低，符合分级诊疗的模式，提示委属委管医院、三级公立医院收治了更多的病情较重的患者，承担更多危重症支气管哮喘患者的救治工作。支气管哮喘住院患者应用雾化吸入支气管扩张剂、应用全身糖皮质激素的比例委属委管医院均最低，抗菌药物治疗比例，三级民营医院最高，需要进一步规范支气管哮喘雾化及抗菌药物的治疗。

4. 急性肺血栓栓塞症

本次调查数据显示 2020 年急性肺血栓栓塞症年平均住院人数委属委管医院明显偏多，三级公立医院明显多于三级民营综合和二级综合医院，这一趋势与往年相同，提示不同地区急性肺血栓栓塞症患者就医时均仍趋向于选择委属委管医院和三级公立医院。

2020 年全国急性肺血栓栓塞症住院患者行确诊检查的平均比例为 91.17%，显示出各级医院诊断意识和手段较强，基本能够达到诊断的要求；委属委管医院该比例较去年有所提高但在所有类别医院中仍为最低，可能与委属委管医院患者群体的特殊性有关。

2020 年全国急性肺血栓栓塞症住院患者行深静脉相关检查的平均比例为 91.37%，二级公立和二级民营医院该比例在所有类别医院中最低且较往年无明显改进，建议相关医院需要提高对该项指标的重视并采取改进措施。

2020 年全国急性肺血栓栓塞症住院患者行危险因素分层的比例为 90.68%，二级公立和二级民营医院该比例在所有类别医院中最低且较 2019 年下降，相关医院加强对急性肺血栓栓塞症危险分层重要性的意识，同时需要改善相关的检查、检验设备以更好地确立诊断及后续治疗。

全国急性肺血栓栓塞症住院患者溶栓治疗的平均比例近 6 年整体呈现下降趋势，各类别医院比较中委属委管医院和三级公立医院该指标最低，提示相关医院对溶栓治疗指征把握较为严格，其他各类别医院对于溶栓治疗可能需要更加谨慎。2020 年全国急性肺血栓栓塞症住院患者溶栓治疗的高危患者平均比例为 68.14%，除委属委管医院为 89.23% 较为理想，其他各级医院该比例仍偏低。溶栓治疗出血风险大，指南仅推荐用于高危急性肺血栓栓塞症患者或中高危患者的补救治疗。该比例偏低提示可能存在一定的治疗不规范问题，同时可能也与相关医院无法完成或未能进行危险分层有关。

急性肺血栓栓塞症住院患者抗凝治疗的平均比例和急性肺血栓栓塞症住院患者出院后继续抗凝治疗的比例两项指标，二级民营医院明显低于其他类别医院，提示相关医院仍需在诊疗方面做进一步改进。

5. 肺结核

肺结核患者例数方面，委属委管医院明显多于其他类别医院，公立医院明显多于民营医院，提示患者就诊时更倾向于选择公立医院或与不同类别医院的诊断能力有一定关系。

2020 年全国肺结核患者病原学结果为阳性的比例为 38.36%，整体比例偏低。其中三级民营医院和二级民营医院该比例较其他类别医院高，委属委管医院与二级公立医院偏低，需要进一步提高。

6. 呼吸内镜

受新冠肺炎疫情影响，全国呼吸科可弯曲支气管镜检查例数较前 2 年下降。其中三级综合医院高于二级综合医院，公立医院高于民营医院，委管委属医院最高，二级民营医院最低，符合分级诊疗分布。

可弯曲支气管镜检查相关严重并发症比例、可弯曲支气管镜检查操作相关死亡率方面，三级综合医院低于二级综合医院，可弯曲支气管镜病理活检比例三级综合医院高于二级综合医院。三级综合医院具备较完善的可弯曲支气管镜检查硬件设施及具有较强支气管镜操作能力的技术团队，需要进一步提高二级综合医院可弯曲支气管镜检查技术水平及规范过程管理。

支气管镜病理活检比例为近 4 年最低值，二级及三级公立医院的比例较低，公立医院需进一步加强支气管镜病理活检技术。

（居阳）

第二章

国家呼吸专业医疗质量控制指标（2019 版）

一、急性肺血栓栓塞症（PTE）

指标一、急性 PTE 患者确诊检查比例（RES-PTE-01）

定义：单位时间内出院诊断为急性 PTE 患者行确诊检查的例数与同期急性 PTE 患者总例数的比值。

计算公式：

$$急性 PTE 患者确诊检查比例 = \frac{急性 PTE 患者行确诊检查例数}{同期急性 PTE 患者总例数} \times 100\%$$

意义：确诊检查对急性 PTE 的诊断具有重要意义，是确诊急性 PTE 不可或缺的条件。

说明：急性 PTE 确诊检查包括 CT 肺动脉造影或放射性核素肺通气灌注扫描或磁共振肺动脉造影或肺动脉造影中任一项。

指标二、急性 PTE 患者行深静脉血栓相关检查比例（RES-PTE-02）

定义：单位时间内，急性 PTE 患者行深静脉血栓相关检查的例数与同期急性 PTE 患者总例数的比值。

计算公式：

$$急性 PTE 患者深静脉血栓相关检查 = \frac{急性 PTE 患者行深静脉血栓相关检查例数}{同期急性 PTE 患者总例数} \times 100\%$$

意义：深静脉血栓相关检查对急性 PTE 诊断及选择治疗方案具有重要意义。

说明：急性 PTE 患者行深静脉血栓相关检查包括静脉超声、CT 静脉造影、放射性核素静脉显像、磁共振静脉造影、静脉造影中任一项。

指标三、急性 PTE 患者行危险因素分层相关检查比例（RES-PTE-03）

定义：单位时间内，急性 PTE 患者行危险因素分层相关检查的例数与同期急性 PTE 患者总例数的比值。

计算公式：

$$急性 PTE 患者危险因素分层相关检查比例 = \frac{急性 PTE 患者行危险因素分层相关检查例数}{同期急性 PTE 患者总例数} \times 100\%$$

意义：急性 PTE 危险因素分层是确诊后制定治疗方案的前提，具有重要指导意义。

说明：危险因素分层相关检查包括影像学检查和心脏生物学标志物检查。其中影像学检查包括超声心动图或 CT 肺动脉造影检查；心脏生物学标志物包括 BNP/NT-proBNP、肌钙蛋白（表 2-1-1-1）。

表 2-1-1-1 肺血栓栓塞症危险分层

危险分层	休克或低血压	影像学（右心室功能不全）[a]	实验室指标（心脏生物学标志物升高）[b]
高危	+	+	+/-
中高危	-	+	+
中低危	-	+/-[c]	-/+[c]
低危	-	-	-

注：[a] 右心功能不全（RVD）的诊断标准：影像学证据包括超声心动图或 CT 提示 RVD，超声检查符合下述 2 项指标即可诊断 RVD：①右心室扩张（右心室舒张末期内径/左心室舒张末期内径＞1.0 或 0.9）；②右心室前壁运动幅度减低（＜5 mm）；③吸气时下腔静脉不萎陷；④三尖瓣反流速度增快，估测三尖瓣反流压＞30 mmHg。CTPA 检查符合以下条件也可诊断 RVD：四腔心层面发现的右心室扩张（右心室舒张末期内径/左心室舒张末期内径＞1.0 或 0.9）。
[b] 心脏生物学标志物包括心肌损伤标志物（心脏肌钙蛋白 T 或 I）和心衰标志物（BNP、NT-proBNP）。
[c] 影像学和实验室指标两者之一阳性。

指标四、住院期间行溶栓治疗的高危急性 PTE 患者比例（RES-PTE-04）

定义：单位时间内，住院期间行溶栓治疗的高危急性 PTE 患者例数与同期行溶栓治疗的急性 PTE 患者总例数的比值。

计算公式：

$$住院期间行溶栓治疗的高危急性 PTE 患者比例 = \frac{住院期间行溶栓治疗的高危急性 PTE 患者比例}{同期行溶栓治疗的急性 PTE 患者总例数} \times 100\%$$

意义：溶栓治疗风险较高，仅适用于高危患者及中高危患者的补救治疗，该指标可反映医疗机构对溶栓治疗适应证的掌握情况。

说明：

高危急性 PTE 定义：患者出现休克或持续性低血压为可疑高危急性 PTE。休克或持续性低血压是指收缩压＜90mmHg 和（或）下降≥40mmHg，并持续 15 分钟以上，排除新发心律失常、血容量下降、脓毒血症。

指标五、急性 PTE 患者住院期间抗凝治疗比例（RES-PTE-05）

定义：单位时间内，急性 PTE 患者住院期间抗凝治疗人数与同期急性 PTE 患者总例数的比值。

计算公式：

$$急性 PTE 患者住院期间抗凝治疗比例 = \frac{急性 PTE 患者住院期间抗凝治疗人数}{同期急性 PTE 患者总数} \times 100\%$$

意义：抗凝治疗为急性 PTE 基本治疗方法，可以有效地防止血栓再形成和复发，降低急性 PTE 的病死率。

指标六、急性 PTE 患者住院死亡率（RES-PTE-06）

定义：单位时间内，住院急性 PTE 患者死亡人数与同期住院急性 PTE 患者总数的比值。

计算公式：

$$急性 PTE 患者住院病死率 = \frac{住院急性 PTE 患者死亡人数}{同期住院急性 PTE 患者总数} \times 100\%$$

意义：反映医疗机构急性 PTE 患者疾病的严重程度及对急性 PTE 的救治能力。

指标七、急性 PTE 患者住院期间发生大出血比例（RES-PTE-07）

定义：单位时间内，住院急性 PTE 患者发生大出血的人数与同期住院急性 PTE 患者总数的比值。

计算公式：

$$急性\,PTE\,患者住院期间发生大出血比例 = \frac{急性\,PTE\,患者发生大出血人数}{同期住院急性\,PTE\,患者总数} \times 100\%$$

意义：大出血是影响患者死亡的重要因素之一，也是评价抗凝治疗及溶栓治疗安全性的重要指标之一。

说明：

大出血定义：①致死性出血。②某些重要部位或器官的出血，如颅内、脊柱内、腹膜后、关节内、心包等，以及因出血引起的骨筋膜室综合征。③出血导致血流动力学不稳定，和（或）在 24～48 小时引起的血红蛋白水平下降 20 g/L 以上，或需要输至少 2 个单位全血或红细胞。④手术部位出血需要再次进行切开，关节镜或血管内介入等，或关节腔内出血致活动或伤口恢复推迟，使住院时间延长或伤口加深。

二、慢性阻塞性肺疾病（慢阻肺病）急性加重

指标一、慢阻肺病急性加重患者住院期间行动脉血气分析比例（RES-COPD-01）

定义：单位时间内，住院期间至少进行一次动脉血气分析的慢阻肺病急性加重患者例数之和占同期住院慢阻肺病急性加重患者总数的比例。

计算公式：

$$\begin{array}{c}慢阻肺病急性加重患者住院\\期间行动脉血气分析比例\end{array} = \frac{住院期间性动脉血气分析慢阻肺病急性加重患者例数}{同期住院慢阻肺病急性加重患者总数} \times 100\%$$

意义：反映慢阻肺病急性加重患者的病情严重程度。

指标二、慢阻肺病急性加重患者住院期间胸部影像学检查比例（RES-COPD-02）

定义：单位时间内，住院期间行胸部影像学检查（X 线/CT）的慢阻肺病急性加重患者例数之和占同期住院慢阻肺病患者总数的比例。

计算公式：

$$\begin{array}{c}慢阻肺病急性加重患者住院\\期间胸部影像学检查比例\end{array} = \frac{住院期间进行胸部影像学检查慢阻肺病急性加重患者例数}{同期住院慢阻肺病急性加重患者总数} \times 100\%$$

意义：反映慢阻肺病急性加重有无并发症及合并症。

指标三、慢阻肺病急性加重患者住院期间心电图检查比例（RES-COPD-03）

定义：单位时间内，住院期间行心电图检查的慢阻肺病急性加重患者例数之和占同期住院慢阻肺病患者总数的比例。

计算公式：

$$慢阻肺病急性加重患者住院期间心电图检查比例 = \frac{住院期间进行心电图检查慢阻肺病患者例数}{同期住院慢阻肺病患者总数} \times 100\%$$

意义：反映慢阻肺病急性加重患者是否合并心律失常、心肌缺血、肺源性心脏病等。

指标四、慢阻肺病急性加重患者住院期间超声心动图检查比例（RES-COPD-04）

定义：单位时间内，住院期间行超声心动图检查的慢阻肺病急性加重患者例数之和占同期住院慢阻肺病急性加重患者总数的比例。

计算公式：

$$\begin{array}{c}慢阻肺病急性加重患者住院\\期间超声心动图检查比例\end{array} = \frac{住院期间进行超声心电图检查慢阻肺病急性加重患者例数}{同期住院慢阻肺病急性加重患者总数} \times 100\%$$

意义：反映慢阻肺病急性加重患者是否合并肺源性心脏病。

指标五、慢阻肺病急性加重患者住院期间抗感染治疗前病原学送检比例（RES-COPD-05）

定义：单位时间内，住院慢阻肺病急性加重患者抗感染治疗前病原学送检人数占同期住院慢阻肺病急性加重患者总数的比例。

计算公式：

$$慢阻肺病急性加重患者住院期间抗感染治疗前病原学送检比例 = \frac{住院慢阻肺病急性加重患者抗感染治疗前病原学送检人数}{同期住院慢阻肺病急性加重患者总数} \times 100\%$$

意义：反映慢阻肺病急性加重患者的抗菌药物使用的规范性。

说明：呼吸道标本查病原学包括痰/肺泡灌洗液涂片、培养，鼻/咽拭子病毒检测，血培养。

指标六、慢阻肺病急性加重患者住院期间雾化吸入支气管扩张剂应用比例（RES-COPD-06）

定义：单位时间内，住院期间应用雾化吸入支气管扩张剂治疗的慢阻肺病急性加重患者例数之和占同期住院慢阻肺病急性加重患者总数的比值。

计算公式：

$$慢阻肺病急性加重患者住院期间雾化吸入支气管扩张剂应用比例 = \frac{住院期间应用雾化吸入支气管扩张剂治疗的慢阻肺病急性加重患者例数}{同期住院慢阻肺病急性加重患者总数} \times 100\%$$

意义：反映慢阻肺病急性加重期治疗的规范性。

指标七、慢阻肺病急性加重患者住院死亡率（RES-COPD-07）

定义：单位时间内，住院慢阻肺病急性加重患者死亡人数占同期住院慢阻肺病急性加重患者总例数的比例。

计算公式：

$$慢阻肺病急性加重患者住院死亡率 = \frac{住院慢阻肺病急性加重患者死亡人数}{同期住院慢阻肺病急性加重患者总数} \times 100\%$$

意义：反映慢阻肺病急性加重患者疾病严重程度。

指标八、使用有创机械通气的慢阻肺病急性加重患者死亡率（RES-COPD-08）

定义：单位时间内，使用有创机械通气治疗的慢阻肺病急性加重患者死亡人数占同期住院使用有创机械通气治疗的慢阻肺病急性加重患者总数的比例。

计算公式：

$$使用有创机械通气的慢阻肺病急性加重患者死亡率 = \frac{使用有创机械通气治疗的慢阻肺病急性加重患者死亡人数}{同期住院使用有创机械通气的慢阻肺病急性加重患者总数} \times 100\%$$

意义：反映医疗机构对病情严重需要有创机械通气治疗的慢阻肺病患者的救治能力。

三、住院成人社区获得性肺炎（CAP）

指标一、住院成人CAP患者行CAP严重程度评估的比例（RES-CAP-01）

定义：单位时间内，进行了CAP严重程度评估的住院成人CAP患者数与同期住院CAP患者总例数的比值。

计算公式：

$$住院成人CAP患者进行CAP严重程度评估的比例 = \frac{进行了CAP严重程度评估的住院成人CAP患者数}{同期住院CAP患者总例数} \times 100\%$$

意义：反映CAP患者诊断的规范性。

说明：常用CAP严重程度评分系统见表2-1-3-1。

表 2-1-3-1 常用 CAP 严重程度评分系统

评分系统	预测指标和计算方法	风险评分
CURB-65 评分	共 5 项指标，满足 1 项得 1 分： （1）意识障碍；（2）尿素氮＞ 7 mmol/L；（3）呼吸频率 ≥ 30 次 / 分；（4）收缩压＜ 90 mmHg 或舒张压 ≤ 60 mmHg；（5）年龄 ≥ 65 岁	评估死亡风险 0～1 分：低危 2 分：中危 3～5 分：高危
CRB-65 评分	共 4 项指标，满足 1 项得 1 分： （1）意识障碍；（2）呼吸频率 ≥ 30 次 / 分；（3）收缩压＜ 90 mmHg 或舒张压 ≤ 60 mmHg；（4）年龄 ≥ 65 岁	评估死亡风险， 0 分：低危，门诊治疗 1～2 分：中危，建议住院或严格随访下院外治疗 ≥ 3 分：高危，应住院治疗
PSI 评分	年龄（女性－ 10 分）加所有危险因素得分总和： （1）居住在养老院（＋ 10 分） （2）基础疾病：肿瘤（＋ 30 分）；肝病（＋ 20 分）；充血性心力衰竭（＋ 10 发）；脑血管疾病（＋ 10 分）；肾病（＋ 10 分） （3）体征：意识状态改变（＋ 20 分）；呼吸频率 ≥ 30 次 / 分（＋ 20 分）；收缩压＜ 90 mmHg（＋ 20 分）；体温＜ 35 ℃或 ≥ 40 ℃（＋ 15 分）；脉搏 ≥ 125 次 / 分（＋ 10 分） （4）实验室检查：动脉血 pH<7.35（＋ 30 分）；血尿素氮 ≥ 11 mmol/L（＋ 20 分）；血钠＜ 130 mmol/L（＋ 20 分）；血糖 ≥ >14 mmol/L（＋ 10 分）；红细胞压积（Het）＜ 30%（＋ 10 分）；PaO_2＜ 60 mmHg（或指氧饱和度＜ 90%）（＋ 10 分） （5）胸部影像：胸腔积液（＋ 10 分）	评估死亡风险 低危：Ⅰ级（＜ 50 岁，无基础疾病）；Ⅱ级（ ≤ 70 分）；Ⅲ级（71～90 分） 中危：Ⅳ级（91～130 分） 高危：Ⅴ级（＞ 130 分） Ⅳ和Ⅴ级需要住院治疗
CURXO 评分	主要指标： （1）动脉血次要指标；（2）收缩压＜ 90 mmHg 次要指标： （1）呼吸频率＞ 30 次 / 分；（2）意识障碍；（3）血尿素氮＞ 11 mmol/L；（4）PaO_2＜ 54 mmHg 或氧合指数＜ 250 mmHg；（5）年龄 ≥ 80 岁；（6）胸部 X 线检查示多叶或双侧肺受累	符合 1 项主要指标或 2 项以上次要指标，为重症 CAP
SMART-COP 评分	下列所有危险因素得分总和： 收缩压＜ 90 mmHg（＋ 2 分）；胸部 X 线检查示多肺叶受累（＋ 1 分）；人血白蛋白＜ 35 g/L（＋ 1 分）；呼吸频率 ≥ 30 次 / 分（＞ 50 岁）或 ≥ 25 次 / 分（ ≤ 50 岁）（＋ 1 分）；心率 ≥ 125 次 / 分（＋ 1 分析）； 新发的意识障碍（＋ 1 分）； 低氧血症（＋ 2 分）：PaO_2＜ 70 mmHg 或指氧饱和度 ≤ 93% 或氧合指数＜ 333 mmHg（ ≤ 50 岁）；PaO_2＜ 60 mmHg 或指氧饱和度 ≤ 90% 或氧合指数＜ 250 mmHg（＞ 50 岁）； 动脉血 pH＜ 7.35（＋ 2 分）	0～2 分：低风险 3～4 分：中度风险 5～6 分：高风险 7～8 分：极高风险

注：本表内容参考《中国成人社区获得性肺炎诊断和治疗指南（2016 年版）》。

指标二、住院成人低危 CAP 患者住院比例（RES-CAP-02）

定义：单位时间内，低危 CAP 患者收住院的例数与同期住院 CAP 患者总例数的比值。

计算公式：

$$低危 CAP 患者住院比例 = \frac{住院低危 CAP 患者数}{同期住院 CAP 患者总例数} \times 100\%$$

意义：反映对 CAP 患者住院指征的把握能力及对医疗资源的管理能力。根据 CAP 病情严重程度评估，低危患者应该门诊治疗。低危 CAP 患者住院治疗意味着占用有限的病床资源，造成大量不必要的医疗花费。

说明：低危 CAP 患者指的是采用上述某一 CAP 严重程度评分系统进行评估后死亡风险归为低危的患者，包括 CURB-65 评分 0～1 分、或者 CRB 评分 0 分、或者 PCI 评分 ≤ 90 分的患者。

指标三、住院成人 CAP 患者住院期间抗感染治疗前病原学送检比例（RES-CAP-03）

定义：单位时间内，抗感染治疗前行病原学送检的住院 CAP 患者数与同期住院 CAP 患者总例数的比值。

计算公式：

$$CAP 患者住院期间抗感染治疗前病原学送检比例 = \frac{抗感染治疗前病原学送检的住院 CAP 患者数}{同期住院 CAP 患者总例数} \times 100\%$$

意义：反映医疗机构对 CAP 诊疗的规范性。

说明：病原学检查包括下列之一：痰/肺泡灌洗液/胸腔积液涂片、培养，鼻/咽拭子病毒检测，非典型病原体检测，血培养。

指标四、住院成人 CAP 患者住院病死率（RES-CAP-04）

定义：单位时间内，住院 CAP 患者死亡人数与同期住院 CAP 患者总例数的比值。

计算公式：

$$CAP 患者住院病死率 = \frac{住院 CAP 患者死亡人数}{同期住院 CAP 患者总例数} \times 100\%$$

意义：反映收治 CAP 患者的疾病严重程度。

指标五、住院成人 CAP 住院患者接受机械通气的比例（RES-CAP-05）

定义：单位时间内，住院期间接受机械通气（包括无创/有创机械通气）的 CAP 患者数与住院 CAP 患者总例数的比值。

计算公式：

$$住院 CAP 患者接受机械通气的比例 = \frac{住院期间接受机械通气的 CAP 患者数}{同期住院 CAP 患者总数} \times 100\%$$

意义：机械通气是 CAP 患者合并呼吸衰竭时重要的治疗手段，该指标有助于评价收治患者的严重程度及相应治疗的规范性。

第三章

国内外医疗质量控制体系现状分析

医疗质量是医院的生命线，是医疗安全的基石。随着生活水平提高，人们对医疗质量的要求日益提高，医疗质量备受关注。美国、英国、澳大利亚等国家建立了较完备的医疗质量控制体系，促进医疗质量与安全的提升。我国发布了与医疗质量相关的一系列文件，建立了医疗质量控制（简称医疗质控）中心，并不断完善医疗质控体系建设。

一、医疗质量相关概念

我国国家标准 GB/T19000-2016，即国际标准 ISO9001-2015 对质量的定义是客体的一组固有特性满足要求的程度。我国《医疗质量管理办法》定义的医疗质量指在现有医疗技术水平及能力、条件下，医疗机构及其医务人员在临床诊断及治疗过程中，按照职业道德及诊疗规范要求，给予患者医疗照顾的程度[1]。医疗机构评审联合委员会国际部（Joint Commission International，JCI）对医疗质量的定义是面向个人或人群并与当前专业知识相一致的医疗服务增加理想健康结果的可能程度[2]。美国医疗保健研究与质量局（Agency for Healthcare Research and Quality，AHRQ）指出高质量的医疗是在正确的时间，通过正确的手段为正确的患者做正确的事情，以达到可能实现的最佳结局[3]。而 WHO 对医疗质量的定义则是能为患者提供最佳结局，并使利益最大化，风险最小化，高效合理地利用资源，达到较高的患者满意度和健康状况，从而最终实现最佳的卫生保健服务[3]。各组织对医疗质量的定义不尽一致，但核心内容都是合理利用医疗资源为患者提供最佳医疗服务。美国医疗质量管理之父 Avedis Donabedian 在 20 世纪 60 年代首次提出医疗质量结构、过程和结果的三维内涵。结构是基础质量，包括所使用的资源，以及人员、技术、设备、药品、信息和环境等，是构成质量的条件，直接影响甚至决定整体质量。过程是环节质量，是构成医疗实践过程的各种活动及决定因素。结果是终末质量，是结构和过程综合作用的反映[4]。

医疗质量管理指按照医疗质量形成的规律和有关法律、法规要求，运用现代科学管理方法，对医疗服务要素、过程和结果进行管理与控制，以实现医疗质量系统改进、持续改进的过程[1]。医疗质控是严格按医疗质量标准进行的一项专项管理，即按预设的质量目标，通过出台相应制度、措施及施行一些管理方法达到预期目的。医疗质控包括个体患者全程医疗质量控制和医院各科室、各部门的日常医疗质量管理[5]。医疗质量监测包括资料收集、管理、分析、解释、报告和反馈等环节，具体指的是系统地、连续地收集有关医疗质量及其影响因素的数据，经过分析将信息上报和回馈，以便及时采取干预措施并评价其效果，以持续改进质量[6]。

国家标准 GB/T 3935.1–83 定义标准是对重复性事物和概念所做的统一规定，其以科学、技术和实践经验的综合为基础，经过有关方面协商一致，由主管机构批准，以特定的形式发布，作为共同遵守的准则和依据。国际标准化组织（ISO）对标准的定义做出规定：标准是由一个公认的机构制定和批准的文件。它对活动或活动的结果规定了规则、导则或特殊值，供共同和反复使用，以实现在预定领域内最佳秩序的效果。标准的制定和类型按使用范围划分有国际标准、区域标准、国家标准、专业标准、地方标准、企业标准。医疗质量标准是医疗质量评价的依据和医疗风险控制的基础。医疗质量管理需从标准的制定出发，确立客观科学的评价体系，才能从根本上规范医疗服务。

二、国际医疗质控体系

（一）美国

美国外科协会（American College of Surgeons）1913 年首次提出医院发展的目标是实现医疗质控的标准化，最早提出医疗质控的概念。1999 年美国国立医学研究院发表了一篇意义深远的文章《人孰能无过：建立更安全的医疗体系》。2001 年美国医疗卫生保健委员会出版《跨越医疗质量的裂痕》，向医疗卫生保健质量的根本性变革发出的急切呼吁。美国的基本医疗卫生服务标准体系覆盖全面，制定众多标准。

1. 美国医疗机构联合认证委员会（JCAHO）

美国医疗机构评审联合委员会（Joint Commission on Accreditation of Healthcare Organizations，JCAHO）建立于 1951 年，是提供评价医疗质量标准的独立的非营利性机构。其作为美国国内实施医疗机构评审的专业组织，也是美国乃至世界上历史最悠久的、最大的医院评审机构。该机构成功创建了许多医疗评价指标集，并将其运用到医院认证中，以促进医院的内部质量改进[7]。其下设的 JCI 创建于 1988 年，已为全球 60 多个国家或地区提供医疗机构评审标准。JCI 标准中有 368 个标准，1035 个衡量要素，具有系统性、计划性、过程管理、持续改进和标准化的重要特点，以使医疗机构的医疗服务质量达到规定的标准。

2. 美国国家质量论坛（NQF）

美国国家质量论坛（National Quality Forum，NQF）于 1999 年成立，是一个独立的非营利性、无党派、会员制的组织，致力于促进医疗保健的改善，使患者得到安全护理和更好的预后。该组织将医疗保健利益相关者召集在一起，以提出可降低成本并帮助患者获得更好护理的质量措施和改进策略。NQF 的成员由 400 多个组织组成，这些组织包括医生、护士、医院、医疗系统、患者、家属、健康计划、雇主的代表及其他致力于医疗质量的组织。通过其多方利益相关者的成员资格，促进关于医疗保健衡量和改善的公开而透彻的对话，从而引导国家政策改善全体美国人的医疗保健质量。

3. 美国医疗保健研究与质量局（AHRQ）

AHRQ 是美国卫生和公共服务部的一个下设机构，其前身是设立于 1989 年的医疗政策与研究机构（Health Care Policy and Research），并于 1999 年重新授权为 AHRQ。其使命是支持全美医疗有关改善质量、安全、效率和有效性的研究。通过对研究的赞助、引导和传播，帮助人们更多地知情决策并且改善医疗服务品质，同时作为美国国家健康研究院在生物医学研究任务方面的补充。AHRQ 的医疗质量评价体系是在医疗卫生费用和应用计划评价体系基础上，由加利福尼亚大学旧金山分校和斯坦福大学循证实践中心，利用现有医院常规住院数据，开发的医疗质量评价体系。2002 年至今，AHRQ 医疗质量评价体系先后公布了 4 个质量指标子系统，即预防质量指标、住院质量指标、患者安全指标和儿童质量指标[8]。

（二）英国

英国医疗质控体系主要由英国国家卫生与临床卓越研究院（National Institute for Health and Clinical

Excellence，NICE）、医疗质量委员会（Care Quality Commission，CQC）和监管局（Monitor）等机构组成[9-10]。

1. NICE

NICE 由英国政府在 1999 年创立，2013 年获得独立法人地位，成为非政府公共机构。其主要职能是为医疗、公共卫生和社会照顾行业提供临床指南、技术评估和信息服务，制定标准和绩效指标。NICE 是世界最具影响力的循证医学指南制定机构之一。

2. CQC

CQC 是根据英国卫生和社会照顾法案于 2008 年设立的独立监管机构，负责英格兰所有医疗和社会照顾提供方。其职能包括注册、智能监测、实地检查、评级和强制执行。

3. Monitor

20 世纪 90 年代，英国国民卫生服务制度引入内部市场机制。在这样的背景下，Monitor 于 2004 年成立，负责公立医院经济监管，确保市场正常运行，且不损害患者利益。

这三家机构均依法设立。NICE 负责技术评估、质量标准和指南的制定。英国对医疗机构的监管主要从两个方面入手，质量和安全的监管主要由 CQC 负责，对机构的经济监管主要由 Monitor 负责，两者共同对医疗质量的提升和监管发挥协同作用[9]。

（三）澳大利亚

1. 澳大利亚卫生服务标准委员会（ACHS）

1974 年成立的澳大利亚卫生服务标准委员会（Australia Council on Healthcare Standards，ACHS）是一个旨在提高医疗质量的完全独立的、非营利性组织。其评估认证标准由澳大利亚医学院、专业人士协会，政府机构和顾客的代表共同讨论决定，并由独立地开展两个医疗机构评审项目（绩效评估服务项目及评估和质量改进项目，是澳大利亚权威的卫生服务质量评价和指标制定组织[11]。

2. 澳大利亚医疗安全与质量委员会（ACSQHC）

澳大利亚医疗安全与质量委员会（Australian Commission on Safety and Quality in Health Care，ACSQHC）于 2006 年由澳大利亚政府建立，于 2011 年成为一个独立的法定机构，由澳大利亚政府、州和地区政府共同资助。其宗旨是通过领导及协调来改善澳大利亚的卫生服务安全和质量，为患者和消费者提供更好的健康结果和体验，并提高卫生系统的价值和可持续性。主要领域包括安全提供卫生保健服务，与消费者合作，与专业医疗人员合作，以及质量、价值和结局。2017 年国家卫生服务安全与质量（National Safety and Quality Health Service，NSQHS）标准第 2 版由 ACSQHC 与澳大利亚政府、州和地区、私营机构、临床专家、患者和护理人员合作发布。其目标是保护公众免受伤害，并提高保健服务的质量，包括八方面内容：临床管理标准、与消费者合作标准、预防和控制医疗相关感染标准、用药安全标准、综合护理标准、安全沟通标准、血液管理标准和识别并应对急性加重标准。

3. 其他机构

澳大利亚卫生部 1999 年成立了澳大利亚国家卫生绩效委员会（National Health Performance Committee，NHPC），负责在整个卫生系统内开发和实施国家卫生系统绩效评价框架，评估卫生服务的投入、产出和结果的绩效。2000 年成立澳大利亚国家卫生重点行动委员会（NHPAC），负责向卫生部提供重点领域的绩效改进建议，以弥补安全质量委员会工作范围较广泛的缺陷。2004 年成立优质医疗服务委员会，致力于将有效的循证理论推广到医疗机构，利用系统监控和评估计划的实施，并提供技术支持[12]。

澳大利亚有健全的医疗质量管理体系和机制。一是专门成立质量监控机构，二是社会各方面的非官方组织共同参与医疗服务管理，尤其负责对医疗机构的认证和监督，共同督促医疗质量的提高。三是澳大利亚对医疗质量管理注重医疗风险的评估和隐患的解除；注重社会和患者的参与和监督，健全质量管理信息体系和公众报告体制，也通过群众监督不断提高医疗质量[13]。

三、我国医疗质控体系

（一）医疗质控历史

自 1978 年以来，我国推行全面质量管理（Total Quality Management，TQM），当时称为全面质量控制（Total Quality Control，TQC）。1989 年 11 月卫生部开始发布《综合医院分级管理标准》并实施医院评审工作，提出医疗质量管理。2009 年卫生部制定了《医疗质量控制中心管理办法（试行）》并成立国家医疗质量管理与控制中心，直到 2016 年我国首部《医疗质量管理办法》出台[1]，通过法律法规形式，加强医疗质量管理，规范医疗服务行为，保障医疗安全，成为我国医疗质量管理的里程碑。

（二）医疗质控体系

国家卫生健康委建立国家医疗质量管理与控制体系，完善医疗质量控制与持续改进的制度、规范、标准和工作机制。各级卫健委行政部门组建或指定各级、各专业医疗质控组织落实医疗质量管理与控制的有关工作要求。国家级各专业质控组织在国家卫生健康委指导下，负责制订全国统一的质控指标、标准和质量管理要求，收集、分析医疗质量数据，定期发布质控信息。省级和有条件的地市级卫健委行政部门组建相应级别、专业的质控组织，开展医疗质量管理与控制工作。医疗机构成立医疗质量管理专门部门，负责本机构的医疗质量管理工作。逐渐形成由国家卫生健康委、国家医疗质控中心、省级医疗质控中心、地市级医疗质控中心、医疗机构为主的质控网络体系。

（三）医疗质量管理工具

医疗质量管理工具指为实现医疗质量管理目标和持续改进所采用的措施、方法和手段，如 TQC、质量环（PDCA 循环）、品管圈（QCC）、疾病诊断相关组（DRGs）绩效评价、单病种管理、临床路径管理等[1]。

1. TQC

TQC 是指一个组织以质量为中心，以全员参与为基础，目的在于通过顾客满意和本组织所有成员及社会受益而达到长期成功的管理途径。

2. PDCA 循环

PDCA 循环亦称戴明循环，是一种科学的工作程序。其中，P（plan）指计划，D（do）指实施，C（check）指检查，A（action）指处理。通过 PDCA 循环提高产品、服务或工作质量。

3. QCC

QCC 是由相同、相近或互补性质的工作场所的人们自动自发组成数人一圈的小圈团体，全体合作、集思广益，按照一定的活动程序来解决工作现场、管理、文化等方面所发生的问题及课题。它是一种比较活泼的品管形式。目的在于提高产品质量和提高工作效率。

4. DRGs 绩效评价

DRGs 是将临床过程相近、费用消耗相似的病例分到同一个组中进行管理的体系，使得医疗技术、医疗质量、服务效率等指标变得量化，可对比、对标，让不同医院、不同科室之间的绩效比较成为可能。

5. 单病种管理

国家卫生健康委于 2009 年开始单病种质量管理控制工作，持续监测单病种质控指标，发布、反馈相关质控结果，对提升医疗机构管理水平，保障医疗质量和医疗安全发挥了重要作用。2016 年《医疗质量管理办法》第二十八条指出医疗机构应当加强单病种质量管理与控制工作，建立本机构单病种管理的指标体系，制订单病种医疗质量参考标准，促进医疗质量精细化管理[1]。2020 年国家卫生健康委发布《关于进一步加强单病种质量管理与控制工作的通知》，将 51 个病种/技术纳入国家监测的单病种范围。

6.临床路径管理

临床路径管理是指针对一个病种，制定出医院内医务人员必须遵循的诊疗模式，使患者从入院到出院依照该模式接受检查、手术、治疗、护理等医疗服务。从 2009 年起临床路径在医院推行。2017 年国家卫生计生委、国家中医药管理局组织对 2009 年发布的《临床路径管理指导原则（试行）》进行了修订，印发了《医疗机构临床路径管理指导原则》。

（四）医疗质控现状

王辰院士在 2012 年国家呼吸医疗质控中心建设之初提出，医疗质控工作的基本建设思路包括管理质控、病种质控、技术质控三方面。为推动医疗质量管理从粗放走向精细，我国颁布实施了涵盖医疗机构、临床专科、医疗技术的质量控制指标。我国质控指标体系建设思路涵盖管理、疾病、技术 3 个方面，体现"促、防、控、诊、治、康"疾病的全链条过程。以质控指标为重要衡量标准规范临床诊疗行为，推进医疗服务的标准化、同质化，不断更新，不断完善，进一步加强医疗质量管理，成为学科发展的重要基石。自 2015 年起，国家卫生健康委医政司每年度进行《国家医疗服务与质量安全报告》的编制、发布工作，以数据的形式展现医疗质量安全基线情况，使医疗质量安全的薄弱环节及问题日益明确。至 2017 年，我国已成立国家级质控中心 36 个，基本涵盖了临床主要专业，各省（区、市）成立了相应的质控中心 1200 余个。

《2021 年国家医疗质量安全改进目标》于 2021 年出台[14]。这是我国首次从国家层面提出医疗质量改进的年度规划，聚焦目标管理。根据医疗质量安全关键领域和薄弱环节制定了 2021 年十大国家医疗质量安全改进目标，并以此为切入点开展医疗质量安全系统改进工作。我国医疗质量管理与控制工作正在由"十三五"期间的"以指标制订、质控数据收集、反馈为主要内容的质量展现模式（1.0）"向"十四五"期间的"以精确数据为基础的质量改进模式（2.0）"转变，从而进一步完善医疗质量安全管理与控制机制，提高管理的科学化、精细化、信息化程度[15]。

国际医疗质控体系建设研究与实践成果为我国医疗质控体系建设提供了借鉴。目前我国医疗质量控制体系、诊疗规范体系及指标体系不断完善，医疗质量安全信息化监测工作机制日益健全。通过医疗质量安全改进目标以及持续医疗质量改进，推进我国医疗质控体系向全面化、科学化、精细化发展。

参考文献

1. 国家卫生和计划生育委员会.国家卫生和计划生育委员会令（第 10 号）：医疗质量管理办法 [EB/OL].[2021-04-05].

2. 严旭阳.医疗质量的行政治理探讨.上海：上海交通大学，2016.

3. 刘孝文，赵晶.医疗质量管理相关概念和工具.麻醉安全与质控，2017，1（3）：148-151.

4.DONABEDIAN A. Evaluating the quality of medical care. Milbank Mem Fund Q，1966，44（3）：166-206.

5. 周玉宝，习毓芝，侯玲君.如何加强医疗质量控制的思考与实践.世界最新医学信息文摘（连续型电子期刊），2020，20（95）：201-202.

6. 豆晓莹.医院医疗质量监测与改进体系构建研究.广东：广州中医药大学，2013.

7. 蒋重阳，周萍.基于美国 JCAHO 医疗质量监测指标的思考与启示.中国医院院长，2016，12（19）：78-80.

8. 纪颖，薛迪.美国 AHRQ 医疗质量评价体系介绍.中国卫生质量管理，2015，22（5）：110-114.

9. 甘雪琼，赵明刚，郭燕红，等.英国的医疗质量监管体系及启示.中国医疗管理科学，2015，2（5）：43-47.

10. 陈天红 . 英国医疗卫生服务标准化建设及启示分析 . 探求，2019，5：108–118.

11. 陈虎，焦亚辉，舒婷 . 澳大利亚的临床服务质量指标体系 . 中国医院，2009，13（4）：18–20.

12. 曾广基 . 澳大利亚医疗质量管理体系 . 现代医院，2005，5（10）：1–4.

13. 魏影，孙希军 . 澳大利亚医疗质量管理对中国的启示 . 中国医学创新，2012，9（19）：84–85.

14. 国家卫生健康委办公厅 . 国家卫生健康委办公厅关于印发 2021 年国家医疗质量安全改进目标的通知 [EB/OL].[2021–04–05].

15. 马旭东 . 创新医疗质量安全管理模式，目标管理助力高质量发展 . 中国医刊，2021，56（5）：468–469.